目录

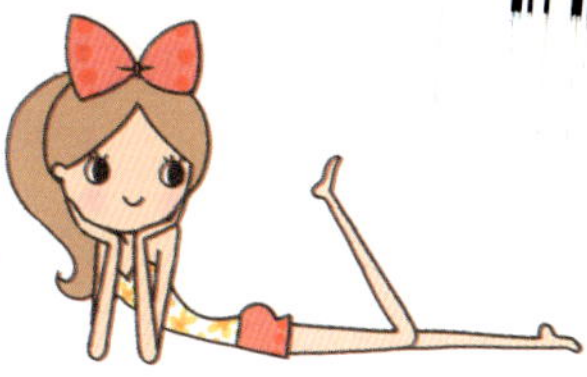

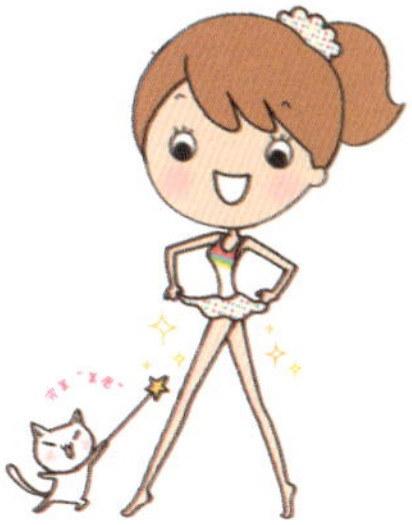

第一章 难遮掩的胖大腿，为什么就是瘦不下来？

● 水肿 · 脂肪 · 肌肉 · 骨盆，决定你的大腿围！

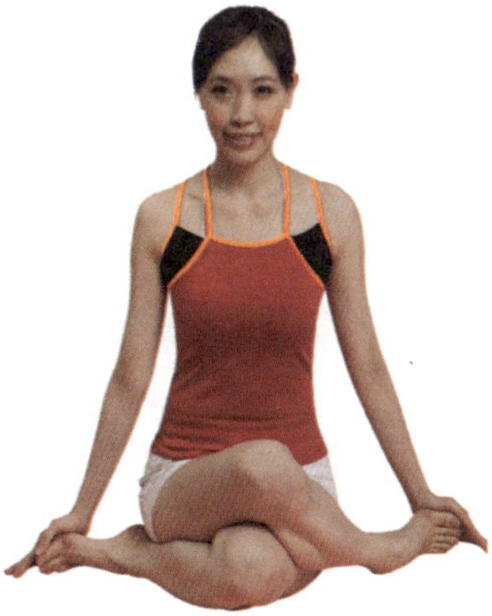

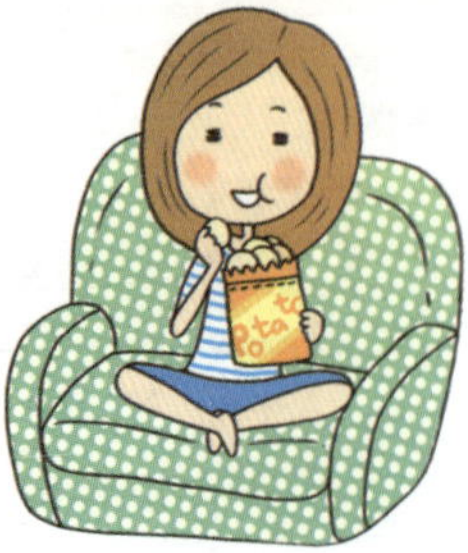

第二章 这样吃喝运动，粗腿变美腿！

● 15 种消水肿的食物和“壮壮腿”运动大攻略

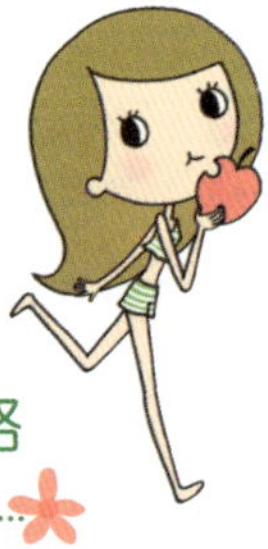

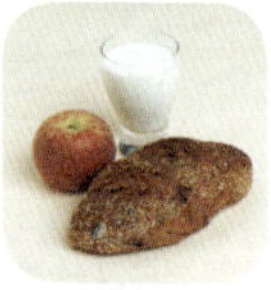

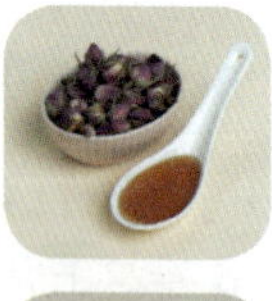

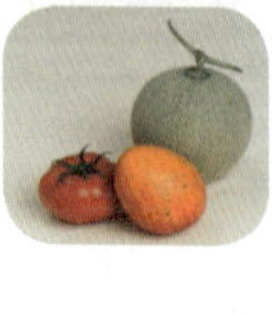

瘦大腿的肌肉SPA瑜伽操

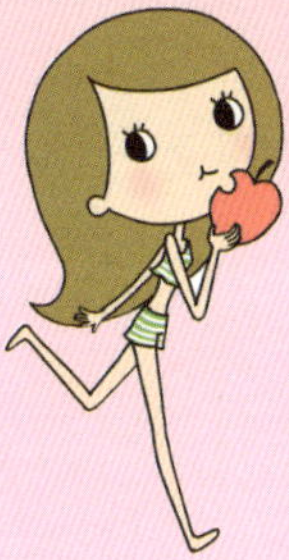
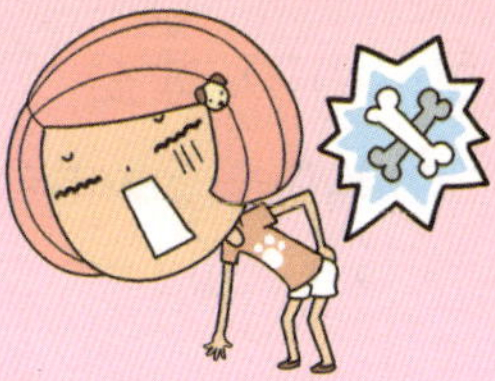
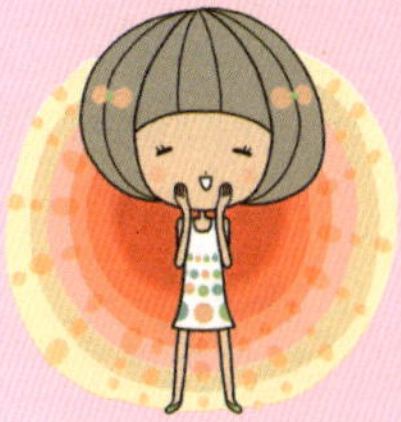
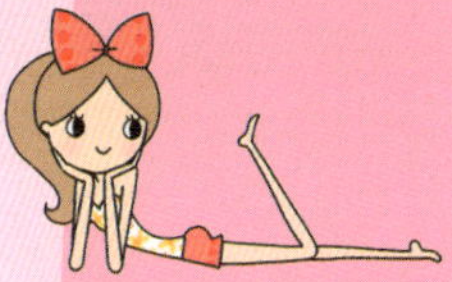

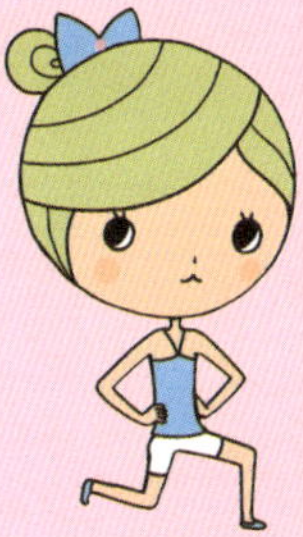
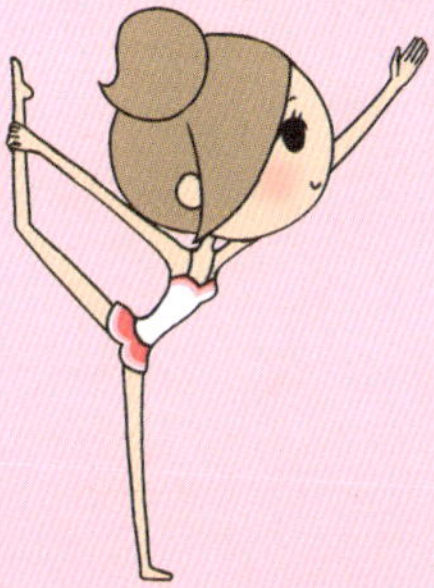
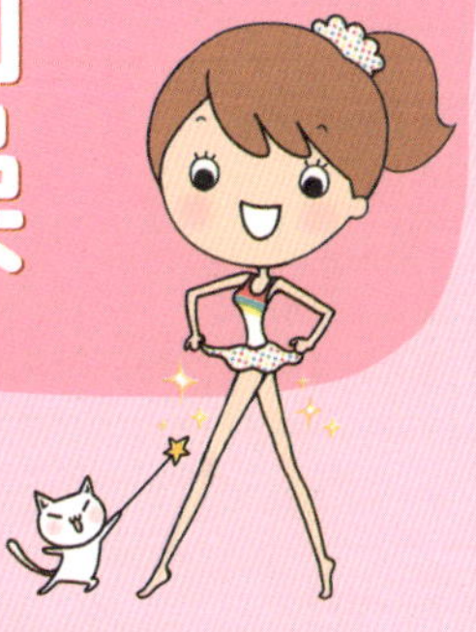
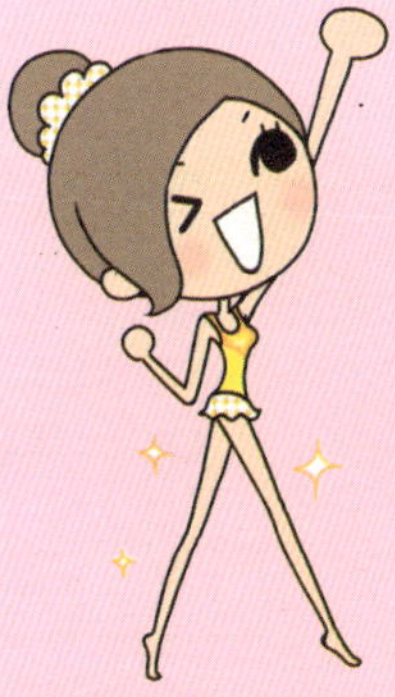
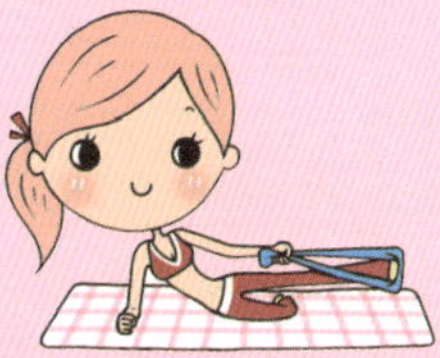

（中国台湾）杨文莹 · 蔡雅淇

吉林出版集团|吉林摄影出版社

·长春·

图书在版编目（CIP）数据

瘦大腿的肌肉 SPA 瑜伽操 /（中国台湾）杨文莹 蔡雅淇著 .
—长春：吉林摄影出版社，2012.1
ISBN 978-7-5498-0939-4

Ⅰ. ①瘦… Ⅱ. ①杨…②蔡… Ⅲ. ①瑜伽—基本知识
②腿部—健美—基本知识 Ⅳ. ① R247.4 ② R161.1

中国版本图书馆 CIP 数据核字（2011）第 280204 号

本著作通过四川一览文化传播广告有限公司代理，
由台湾采实文化事业有限公司授权出版中文简体字版。

著作权合同登记号：图字 07-2011-3460 号

瘦大腿的肌肉SPA瑜伽操
Shou Datui de Jirou SPA Yujia Cao

著　　者　（中国台湾）杨文莹　蔡雅淇
出 版 人　孙洪军
策　　划　北京今日今中图书销售中心
责任编辑　李　彬　周宇恒
封面设计　北京今日今中图书销售中心
开　　本　880mm×1230mm　1/32
字　　数　110 千字
印　　张　4.5
印　　数　1—8000 册
版　　次　2012 年 1 月第 1 版
印　　次　2012 年 1 月第 1 次印刷

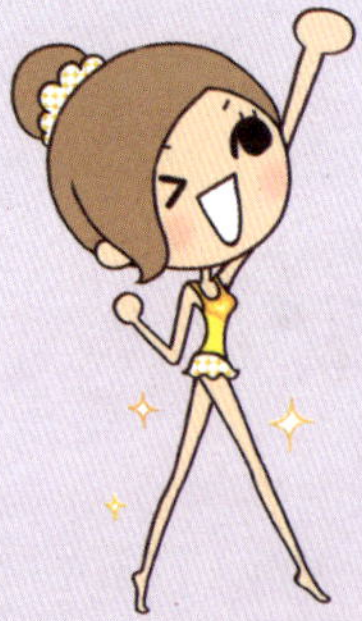

出　　版　吉林出版集团
　　　　　吉林摄影出版社
地　　址　长春市泰来街 1825 号
　　　　　邮编：130062
电　　话　总编办：0431-86012616
　　　　　发行科：0431-86012602
印　　刷　北京市海淀区四季青印刷厂

ISBN 978-7-5498-0939-4　定价：26.00 元

提示：谨慎模仿书中高难度动作，特别是妊娠期、康复期、高龄人士及生长发育期的青少年，请在专业人士指导下进行。

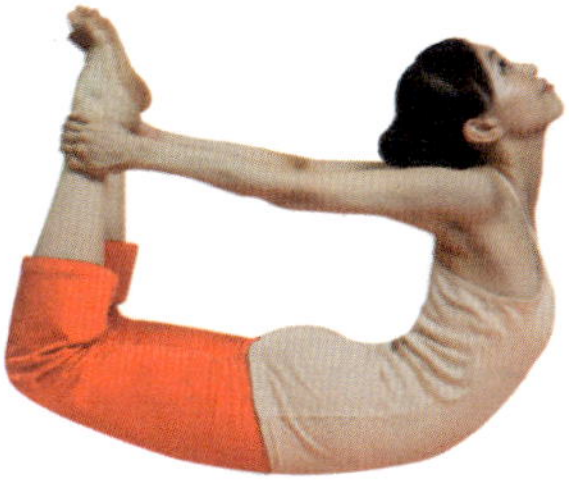

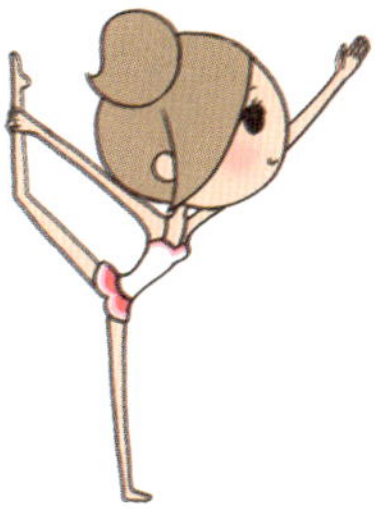

第三章 让牛仔裤不再紧绷的瘦大腿瑜伽

● 只要“收紧＋延展”，“胖胖腿”就会明显变细了！

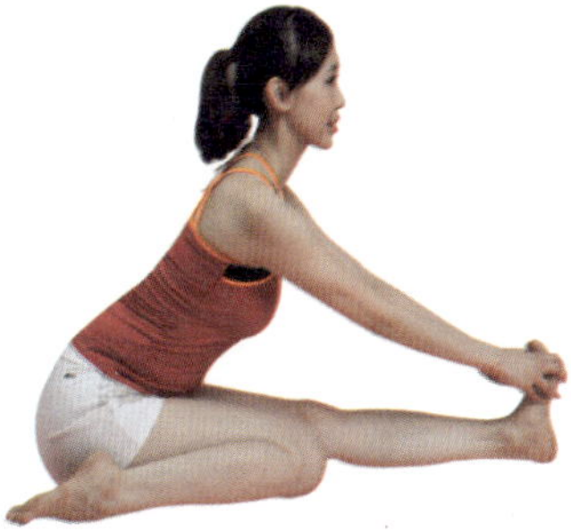

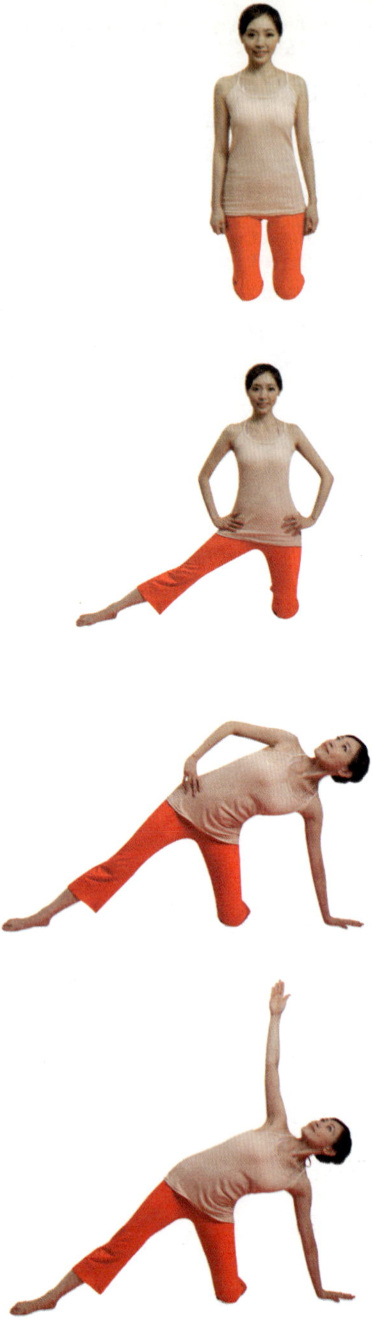

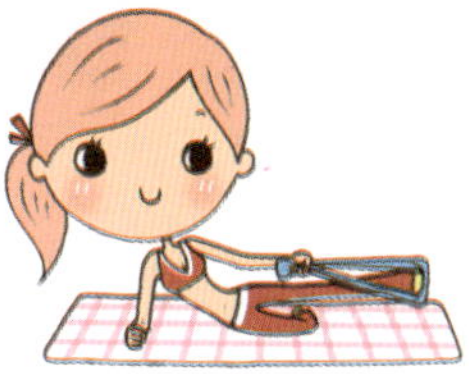

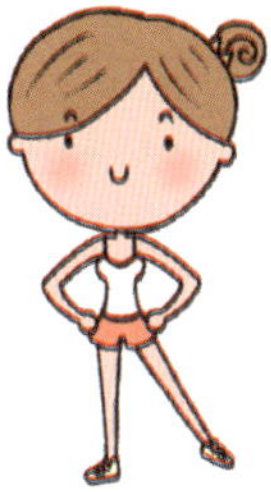

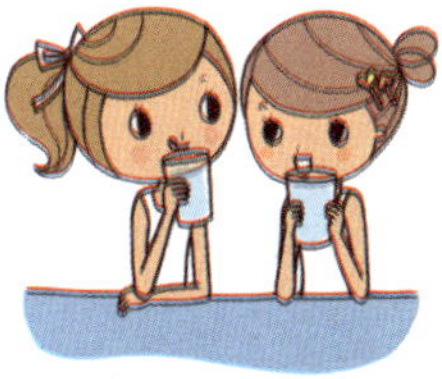

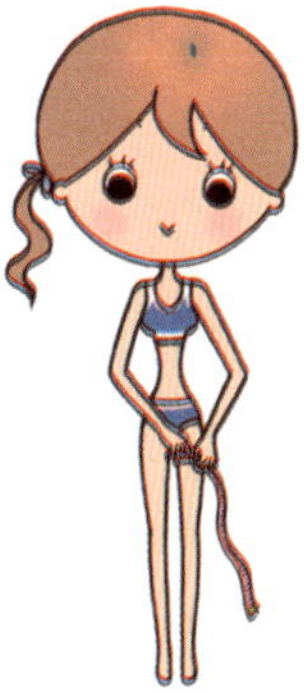

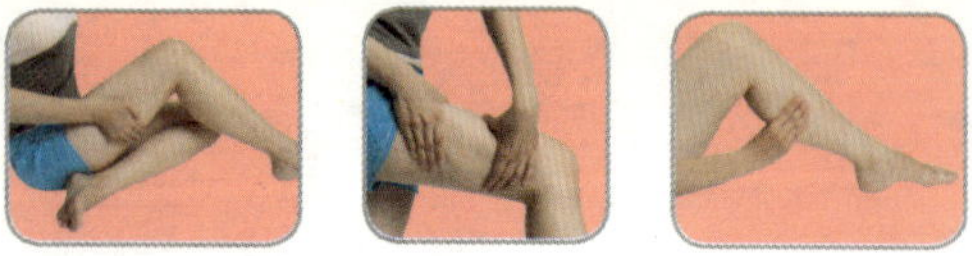

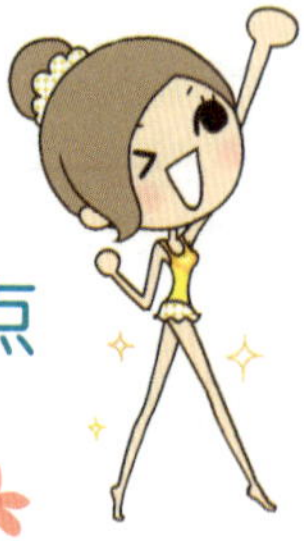

第四章　效果加倍！让双腿变细的晚间保养重点

● 保暖·按摩·床铺瑜伽，瘦腿指数 100%！

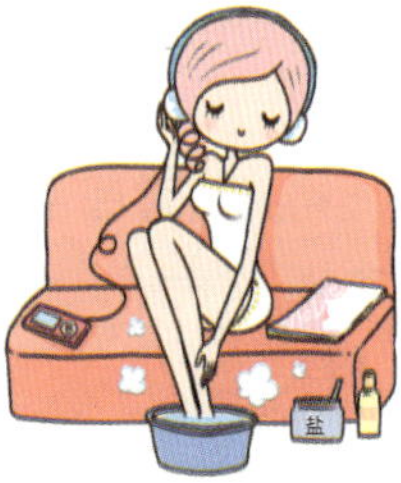

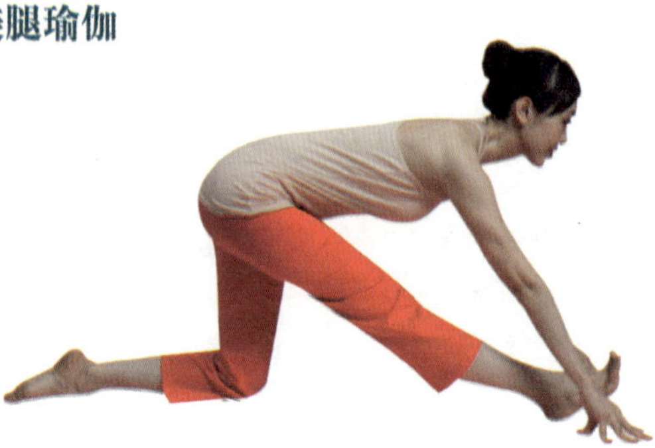

第一章

难遮掩的胖大腿，为什么就是瘦不下来？

水肿·脂肪·肌肉·骨盆，

决定你的大腿围！

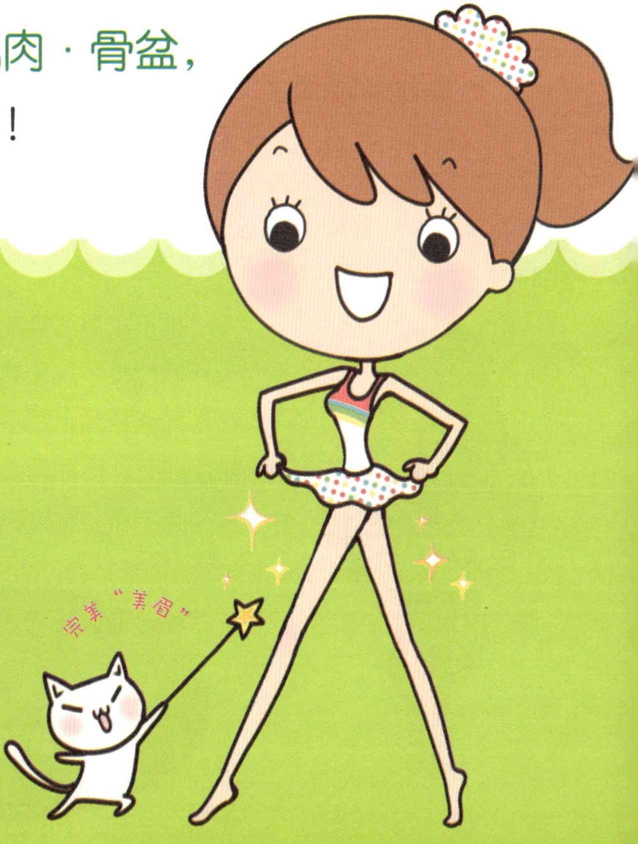

除了三围之外，你的“第四围”及格吗？

如果突然有人对你说：“看不出你腿这么肉哦！”这会让你觉得很囧吧？
买裤子的时候，总是腰围合适，大腿却非常紧绷？
或是，大腿合适，腰围又太松？
很想穿迷你裙、热裤，却始终只能穿过膝的宽松裙子？
你的“第四围”总是处在及格边缘？
一起来自我检测！

一双漂亮的美腿，应该要具备“五没有”的条件，也就是没有浮肿、没有“橘皮”、没有粗糙的“大象肌肤”、没有膝盖下垂、没有歪斜等问题。调查显示，超过六成的中国女性都对下半身曲线感到不满意，其中绝大多数人认为臀部、大腿、小腹是三大最难减的部位。

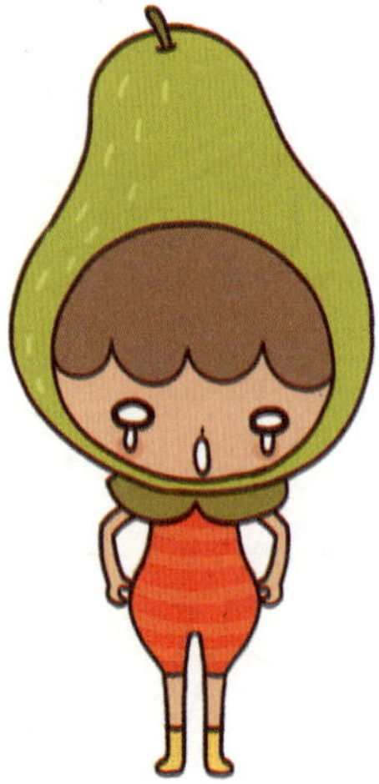

谁不羡慕名模般又直又漂亮的美腿呢？无奈怎么减，就是减不下来！当然，东方女性在先天条件上就不占优势，因为我们的骨盆比较宽，而且腿通常都不长，只要脂肪稍微多长一点，看起来就特别胖。

臀部大？大腿粗？
别当“西洋梨”女孩！

你是“粗腿族”吗？大腿变粗的前兆

不过，绝大部分的人都是因为生活中的不良习惯，才导致晋升为“粗腿族”！举例来说，我们的腿每天都必须承受许多压力，除了负担身体的重量之外，走路、爬楼梯等动作也会增加它们的压力，再加上一整天都坐在办公桌前、不喜欢运动的大有人在，于是，屁股坐扁了，大腿的肉也越挤越多。

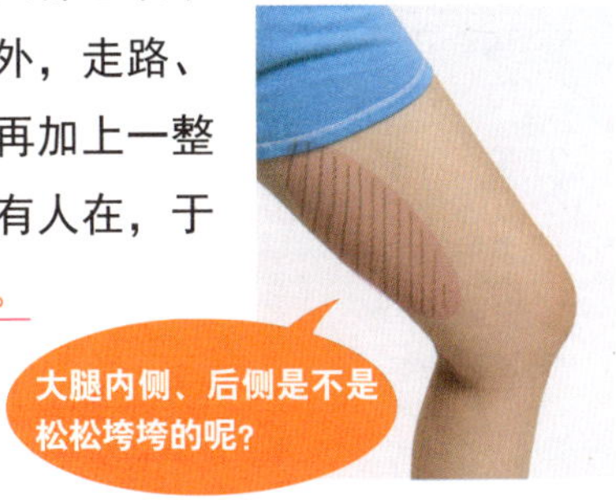

“粗腿人”的共同毛病你符合几项？

若有以下情况，请在□里打“√”。

- □ 经常久坐在办公桌前，不怎么走动。
- □ 没有养成规律运动的习惯，大腿内侧与后侧的肌肉松垮无力。
- □ 懒得动，能坐着就不站，能躺着就不坐。
- □ 走路或运动的时候，会觉得下半身格外沉重。
- □ 喜欢吃冰凉或口味重的食物。
- □ 喜欢吃油炸或甜点等高热量的食物。
- □ 姿势不良，有驼背之类的骨架歪斜问题。
- □ 经常久站，大腿前侧与侧面的肌肉很僵硬。
- □ 运动过度，肌肉又大又硬。
- □ 揉捏臀部与大腿之间的皮肤，出现凹凸不平的橘皮组织。

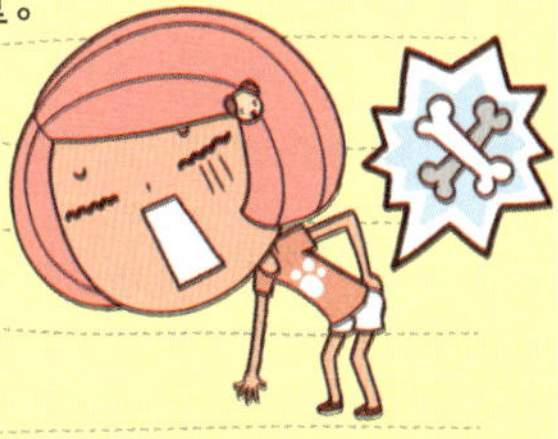

倘若你符合5项以上的现象，代表你已经属于大腿变粗的高危族群了！这时候，如果你忽略大腿的运动与保养，让自己下半身持续气血不顺的话，不但水肿、静脉曲张等问题会接踵而来，越来越粗的肥腿也是必然的结果。

胖腿检定：（腿围×2）大于臀围

腿围是重要的“第四围”指标，如果能控制在标准的范围内，整条腿的曲线就会纤细而匀称。不过腿也不能过细，缺乏皮下脂肪的“竹竿腿”，可是非常缺乏吸引力的哦！

大腿脂肪过多，不仅不美观，也会使你陷入健康危机之中。腿围到底多少才及格呢？赶快来测量看看吧！首先，我们可以将腿围分成三处来测量，分别是：大腿、小腿、脚踝。

“第四围”这样量就对了！

两腿分开与肩同宽，重心尽量保持在两腿中间。如果歪向某一边，可能会因为单腿肌肉较为紧绷而影响测量结果。(每周挑选一天的早上，测量并记录。）

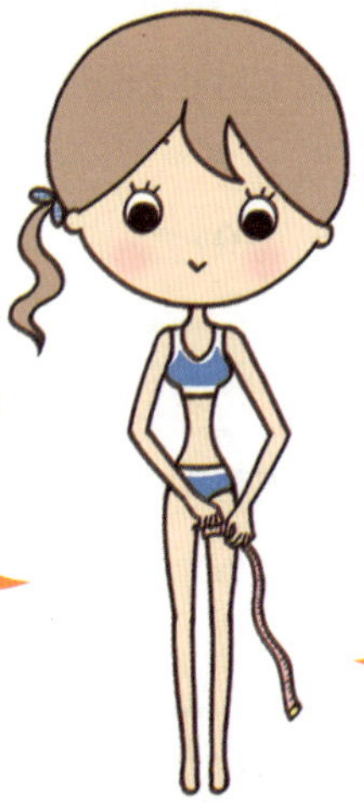

▶测量　大腿围

将皮尺放在臀腿分际线(也就是大腿最粗的部位)，水平环绕大腿一圈。

▶测量　小腿围

将皮尺放在小腿最粗处，水平环绕小腿一圈。

▶测量　脚踝

将皮尺放在脚踝上方最细处，水平环绕脚踝一圈。

OK！这样的尺寸最标准！

大腿＝身高×(0.29～0.3)cm

小腿＝身高×(0.17～0.21)cm

脚踝＝身高×(0.1～0.123)cm

NO！大腿太粗请注意！

[大腿围×2＝臀围] 算是比较标准的身材比例，但如果（大腿围×2－臀围）＞10cm，代表你的大腿过粗咯！

▶ 臀围测量方式：两腿并拢，将皮尺放在臀部最宽处环绕一圈。

除了测量腿的三围，你还可以——

1. 分别测量左腿围与右腿围，检测两腿是否有粗细不均的问题。
2. 早晚各测量一次，如果晚上腿围的测量数据明显变大，代表腿部有水肿现象。
3. 将体重与腿围都记录下来，过一阵子再比对。如果体重变轻，腿围却没有太大变化，那么你可能只减了水分，并没有真正燃烧掉脂肪。

其他影响腿部曲线的小细节

1. 膝盖如果肥肥的、肉很多，整条腿就会略显粗短。
2. 脚踝如果纤细紧实，腿看起来会更修长。
3. 经常站立的人，如果没有养成每天按摩腿部的习惯，时间一长，腿部的肌肉就会形成硬块，不仅会让腿部曲线不匀称，而且显粗。

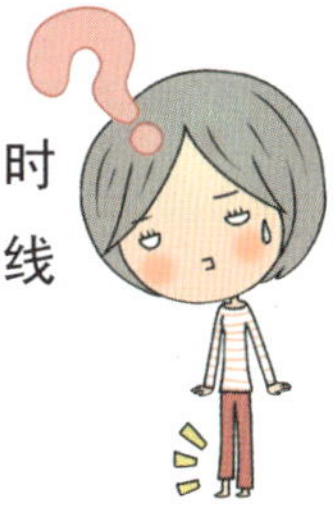

变成“胖腿人”的四大主因

使腿变粗的原因有很多，清楚了解自己属于哪一种类型，
才能有效地调整生活习惯，达到瘦大腿的目的哦！
过程可能不会太轻松，所以请多多提醒自己——
为了换上漂亮的短裙，穿出好看的曲线，辛苦点绝对是值得的！

要知道除了三围之外，“大腿围”是你不得不重视的“第四围”，因为大腿粗不仅使穿衣的视觉效果变差，对我们的健康也会有影响。腿越粗，通常代表你的脂肪比例越高，罹患心血管疾病的可能性也就越大。所以，千万不要忽视腿粗的问题，赶快来找出自己腿粗的原因吧！

美腿杀手1 水肿型

虚胖又循环不良的“水肿腿”女孩

有些女孩并不是脂肪过多的真胖，而是由水肿引起的虚胖，只要能够消除水肿，腿自然就会变瘦。告诉你一个可喜的消息，有相当高比例的“粗腿人”其实只是水肿罢了，听起来是不是觉得瘦腿有望呢？没错！击退水肿要比燃烧脂肪或软化肌肉容易得多。

那为什么我们会水肿呢？简单地说，就是“循环不良”，水分如果拥挤在脂肪层，脂肪层就会越变越厚，不仅看起来浮肿肥胖，而且肿肿胀胀的也会让人觉得不舒服。

“水肿腿” 自我检测

- ☐ 用手指按压腿部3秒～5秒，手放开后肌肉不会立刻复原，呈现凹陷状。
- ☐ 脱掉袜子后，常有消不掉的勒痕。
- ☐ 腿部皮肤有点浮肿发亮。
- ☐ 越到晚上，感觉鞋子越紧，腿部有发胀感。
- ☐ 每天早上腿部肿胀的情形会有所改善。
- ☐ 工作需要长时间站立或坐着，不常改变姿势，身体僵硬。
- ☐ 经常憋尿，或是很少上厕所，水分滞留在体内。
- ☐ 常常吃冰冷的食物，体质偏寒。
- ☐ 手脚冰冷，血液循环不是很好。
- ☐ 饮食上喜欢重咸口味，像卤味、腌制品等。

“水肿腿”救星——提高新陈代谢是首要任务

有氧运动的效果最好，通过深度呼吸来加快体内循环，有空也可以多泡澡，有助于加速血液循环。

饮食方面要特别注意，重咸高钠是大忌，除了避免吃太咸之外，建议适量摄取一些能够利尿的食物，像薏仁就是有利于身体排水的天然食物哦！

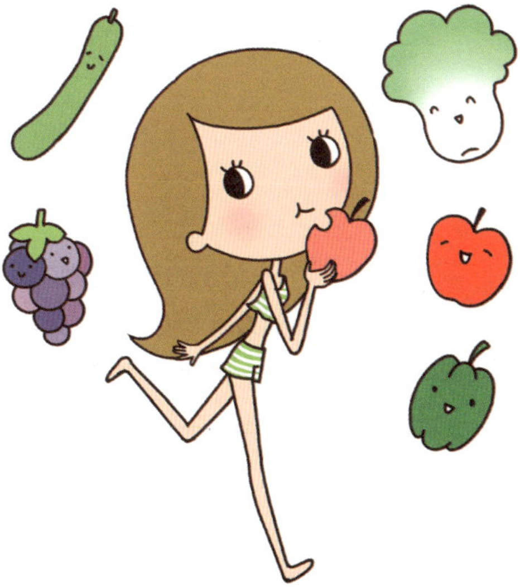

美腿杀手2 脂肪型

脂肪过多，松软的“肉肉腿”女孩

脂肪过多的“肉肉腿”，通常都是大腿根部及内侧的肥肉最多。不但摸起来松松软软的，甚至还会有下垂感，尤其在穿短裤的时候最为明显，一坐下肉就全部挤出来了，大腿呈现惊人的肥厚状！这一型的人通常不只是腿部肥胖，其他部位应该多少也有肥胖的问题。

脂肪型肥胖最主要的原因是运动不足，缺乏能够加速燃烧热量的肌肉，线条也未经雕塑，看起来才会松松垮垮的。如果不经常运动，又不控制饮食，老是喜欢吃一些高热量的食物，人怎么可能瘦呢？持续不断地堆积脂肪和老旧废物，身体自然会发胖，健康状况也会越来越差哦！

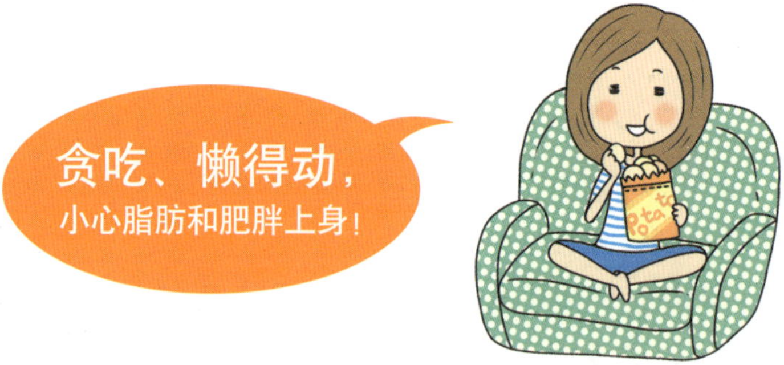

“肉肉腿”自我检测

- ☐ 膝盖与脚后跟并拢，两腿中间完全没有缝隙。
- ☐ 揉捏臀部或大腿的肉，有橘皮组织。
- ☐ 穿长裤时，腰间挤出一圈肉。
- ☐ 饮食毫无节制，热量摄取过多。
- ☐ 缺乏运动，身体肌肉含量低，脂肪比例高。

“肉肉腿”救星——从改变饮食习惯做起

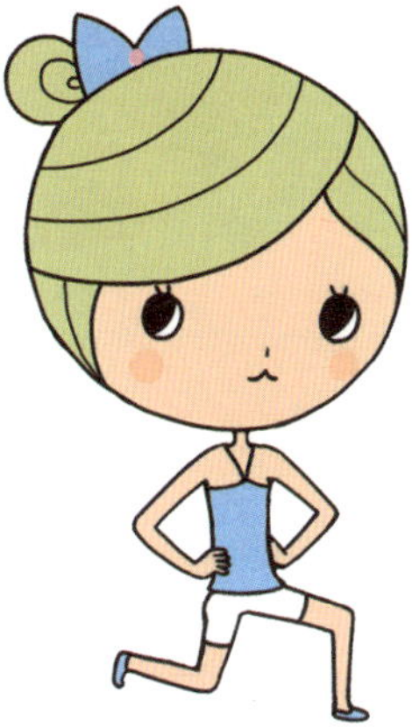

诸如走路、骑自行车、瑜伽等有氧运动，都有助于增加肌肉比例、燃烧脂肪、消除腿部赘肉，让双腿变得紧实。

饮食上则需避免高热量食物，切忌暴饮暴食，要少吃零食、甜点，少喝含糖饮料，尽量以低热量的食物为主。

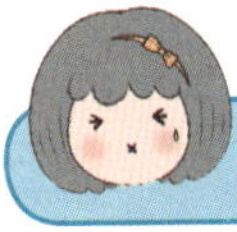

美腿杀手3 肌肉型

大腿壮硕，线条僵硬的“壮壮腿”女孩

相信许多小时候参加田径队的女生，都有大腿前侧很壮硕的困扰吧？很少人会希望自己的腿像健美小姐一样壮吧。过于健壮的大腿，总是给人“金刚芭比”的感觉，与“性感诱人、纤纤细腿”这类美腿形容词相差甚远，偏偏这种“壮壮腿”又比脂肪型的“肉肉腿”更加难瘦，甚至如果运动方式错误反而会越来越壮。

这类型的人通常是因为从事经常性运动，如短跑、重量训练，或因常穿高跟鞋而导致腿部出现明显的肌肉线条，再加上没有适时地加以按摩、放松或延展，于是大腿就渐渐变得粗壮僵硬，很难变细。

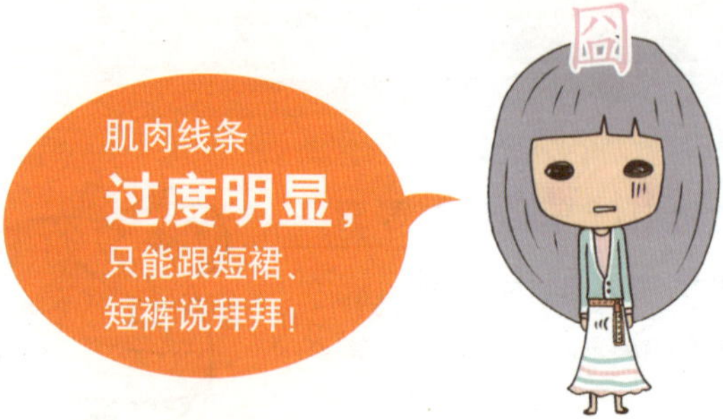

“壮壮腿” 自我检测

- □ 腿部肌肉呈现大块的形状，紧绷而无弹性。
- □ 平时的站姿或走路姿势不良，容易感到腿部僵硬。
- □ 长时间穿高跟鞋，觉得腿部肌肉又紧又痛。
- □ 运动过度或经常从事爆发性的无氧运动。
- □ 很少做能够让肌肉放松的动作，如拉筋、按摩等。
- □ 只淋浴，没有泡澡的习惯。

“壮壮腿”救星——多做能拉伸肌肉的运动

激烈的无氧运动会让肌肉变得又圆又大，会让你离美腿的目标越来越远，应该尽量避免，改做能够帮助拉伸肌肉线条的有氧运动，像瑜伽就是一个不错的选择。

运动后或是长期站立后，请务必花点时间按摩腿部，或是利用泡澡来放松紧绷的肌肉。

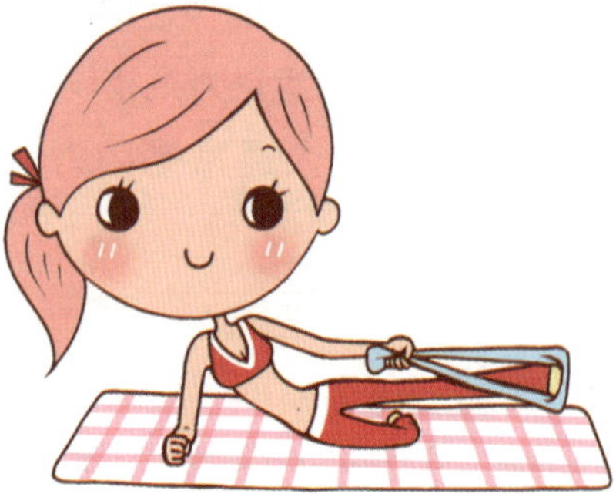

美腿杀手4 骨盆歪斜型

代谢不良的“歪斜腿”女孩

如果你发现自己的身体有点歪，而且左右两条大腿粗细不一，代表你的骨盆已经出现歪斜的情形。通常是因为站姿或坐姿不正确，比如重心偏向某一边，习惯跷二郎腿或站三七步等等，长期下来会导致整个骨盆歪斜。

然而，骨盆对女性而言非常重要，一旦骨盆出现问题，会连带影响我们的内脏功能（尤其对消化器官影响最大）以及代谢循环的能力，因此脂肪和老旧废物就容易堆积在体内，并且经常伴随便秘、水肿等现象。

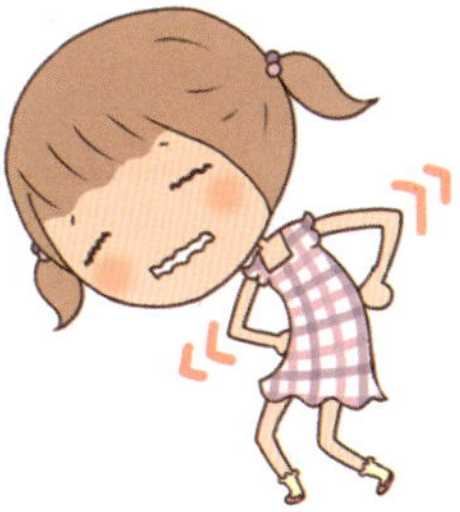

“歪斜腿” 自我检测

- □ 屁股某一边比较有肉，腰部线条一边高一边低。
- □ 走路时，裙子容易歪，内裤穿起来也有一边特别卡。
- □ 穿裤子的时候，腰部某一侧的肉会挤出来。
- □ 习惯跷二郎腿或盘腿，如果不跷腿，坐的时候就会觉得不舒服。
- □ 重心习惯放在某一只脚上，鞋底某一侧的磨损程度比较严重。
- □ 喜欢站三七步或是有长短腿的问题。
- □ 用餐后容易胃胀气，排便不是很顺畅。
- □ 脚部容易水肿，鞋子一到下午或晚上就变紧了。

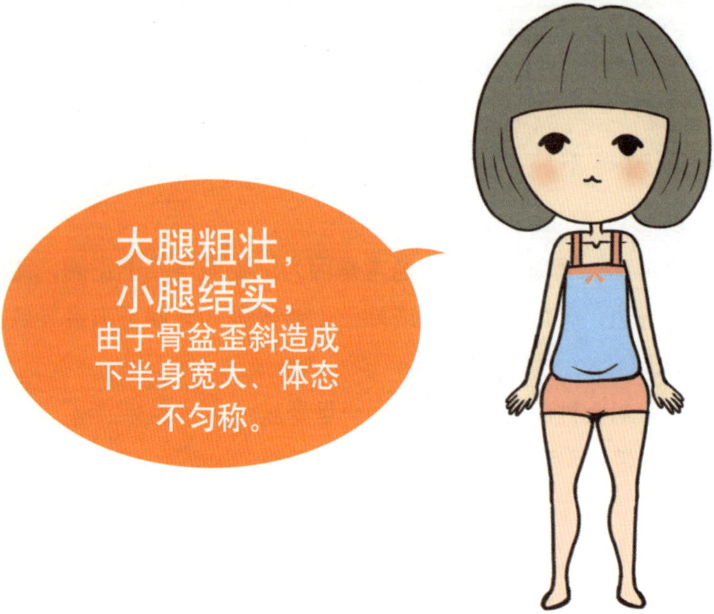
大腿粗壮，
小腿结实，
由于骨盆歪斜造成下半身宽大、体态不匀称。

“歪斜腿”救星——调整骨架的平衡是关键

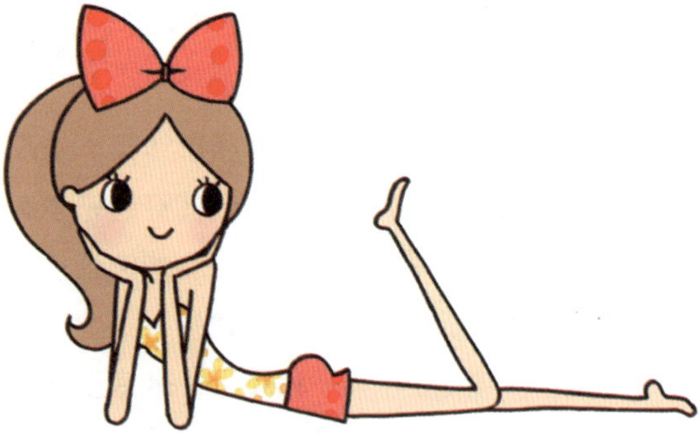

骨架歪斜绝对不是短时间形成的，而是因为长时间的姿势不良所造成的。如果不想办法改善，日后引发的可能就不仅是肥胖这么简单了。

一定要趁早改正歪斜的问题，建议先从最基本的站姿、坐姿调整起，时时刻刻提醒自己保持正确的体态，然后再做一些使骨架平衡的运动（请参考P50），让身体重心回归到正常的位置。

水肿，是90%“胖腿人”的共同敌人！

当体内多余的水分无法顺利排出体外时，
就会堆积在我们的四肢，使腿部的血液回流速度变慢，
所以小腿浮肿的问题也最为常见。

既然大多数的“胖腿人”都有水肿的毛病，就一定要先了解哪些原因会引起水肿，只有改正这些引起水肿的坏习惯，才能健康又有效地瘦身。如果光是依赖药物或利尿剂，会对健康造成不良影响；如果选择置之不理，任由身体的代谢能力逐渐下降，总有一天水肿会演变成脂肪肿，脂肪堆积在大腿上就更难消除，到时候就追悔莫及了！

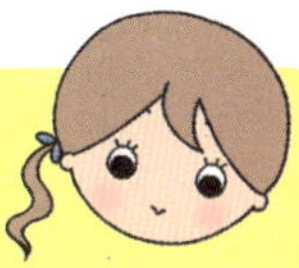

水肿起因 1：口味偏咸

盐分摄取越多，水肿程度越严重

中国人的饮食习惯一向都是重油、重咸，清淡的食物似乎只有崇尚养生的人才会吃。火锅店、烧烤店不仅大肆盛行，卤味、咸酥鸡更是一般人难以抗拒的消夜美食。

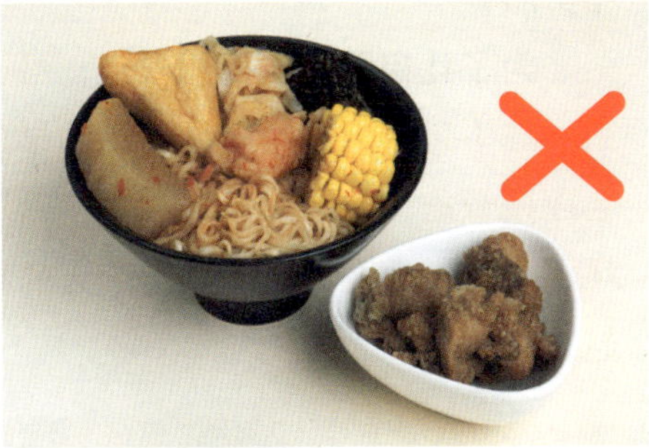

但是，这类食物往往盐分含量过高，偶尔吃吃或许无碍，如果过量的话就容易使肾脏负担过大。此外，我们的身体会自动调节血液中盐分（钠离子）的浓度，如果你今天摄取大量的盐分，为了要维持固定的浓度，钠离子就会跟水分一起转移到细胞，导致水肿产生。

水肿起因2：血液循环不良

黑眼圈、手脚冰冷等都是血液循环差造成的

为什么很多医生都提倡运动才是瘦身的不二法门？因为缺乏运动、肌力不足的人，血管跟淋巴管周围的肌肉收缩力不强，所以循环的速度比较慢。而水分的代谢率与血液循环的速度有关，循环不良会导致水分滞留，使没有代谢掉的废物和毒素沉积在下半身，腿自然就跟着肿起来了！

水肿起因3：久坐、久站

长时间固定姿势会导致循环不良及肌肉僵硬

有些人因为工作需要，长时间坐着或站立，或是经常穿高跟鞋，因此导致下半身的血液循环不良，腿不但容易发酸，一到下午还会出现水肿现象，鞋子变得很紧，穿起来很不舒服。

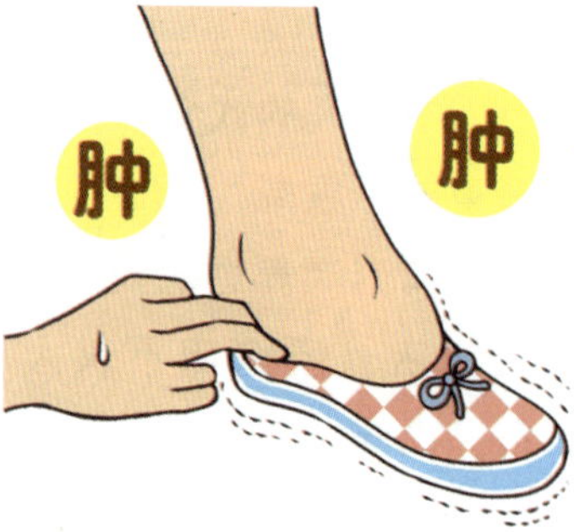

为了让自己感觉舒服一点，可能会用一些不正确的站姿或坐姿，结果反而会压迫骨盆，影响神经传导，使血液循环和新陈代谢变得更差，整个人的状态越来越糟糕。

水肿起因4：身体太冷

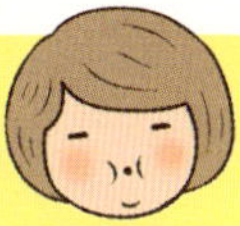

体内或体外环境过冷，只会让脂肪堆积

所谓的身体太冷，包含体内和体外的温度。举例来说，因为夏天很燥热，总是让人想要畅饮冰凉的饮料，或是来碗刨冰解解热。过于冰冷的食物虽然会降低我们体内的温度，可是一旦身体受寒，血液和淋巴的循环都会变差，新陈代谢的功能也跟着降低，无法排出多余的水分，使其沉积在下半身引起水肿，所以绝对不能常吃冰的东西。

水肿起因5：饮水过量

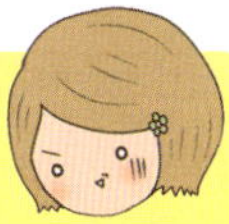

如果水分无法正常代谢，人就会浮肿

乍听之下，你一定会怀疑："多喝水不是有益无害吗？"虽然说我们的身体会自动调节，摄取过多水分的时候，排尿量也会变多，好像不会有什么问题。但是，大家都知道物极必反的道理，当你饮水过多的时候，必须要消耗能量才能排出，如果你自身的能量不足，就会使身体不堪负荷，出现浮肿的症状，严重的话甚至会引起水中毒。

水肿起因6：憋尿

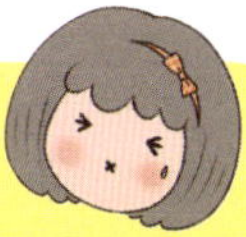

憋尿会导致腿部水肿，膀胱也容易发炎

很多女性因为工作忙碌没有时间上厕所，或是怕脏而不愿意使用公共厕所，会习惯性地憋尿，非要等到真的憋不住了才肯去上厕所。这种憋尿的行为非常容易引发水肿，因为水分没有及时排出去，一直积存在体内，只进不出，人自然会水肿。严重的话，还有可能导致膀胱发炎，使排尿变得更困难，所以千万不要养成憋尿的坏习惯。

高跟鞋，只会让你的腿肿得更厉害！

一双好看的高跟鞋，能为外形加分不少，
不但使身形更为修长，也让人多了几分女人味。可是你知道吗？
高跟鞋，竟是导致大腿变粗的“元凶”之一！
赶快停止虐待你宝贝的双腿吧，小心越穿越丑！
大屁股、大粗腿、“萝卜腿”全都找上你！

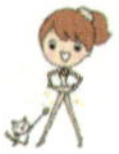

很多女性对高跟鞋的依赖，几乎已经到了“不穿高跟鞋就没自信”的程度，但是如果穿高跟鞋的姿势错误、回家后放松的方法又不正确的话，反而会让我们的腿变得水肿，或是造成恼人的“萝卜腿”哦！

穿高跟鞋，你的肌肉会愈来愈紧绷

百货公司的专柜小姐可能都有这样的痛苦，穿着高跟鞋就已经够累了，还得站立一整天。久而久之，腿部的肌肉也跟着养大了。这是因为我们穿高跟鞋站立时，大腿经常处于紧绷状态，想想看：如果大腿肌肉每天都在用力，能不变壮吗？而且，久站的

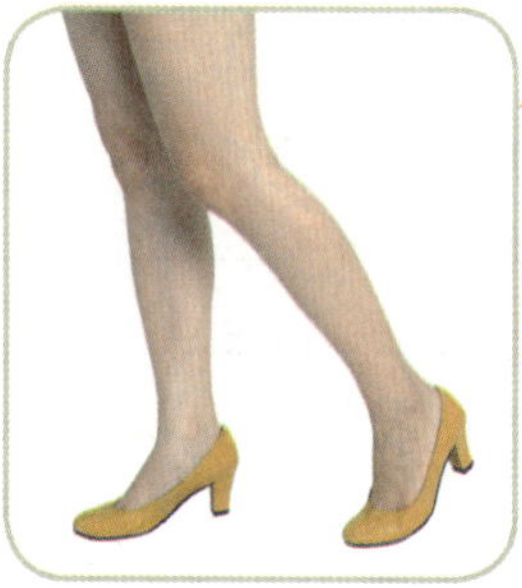

为了维持平衡，我们习惯将骨盆前倾，腰后侧的弯曲弧度也跟着变大，所以容易因为循环不良而水肿，并产生腰部酸痛的问题。

人血液循环都很差（因为血液输送不上去），一旦循环变差，腿就容易水肿，脂肪也会趁机爬上身！

据调查，高达九成的女性穿高跟鞋时感觉肌肉紧绷，但是只有不到五成的人，会记得回家之后要放松肌肉，让紧绷的双腿得到舒缓。日复一日，脂肪或肌肉越积越厚，高跟鞋不再是能够让线条变美的道具，一双粗壮的腿踩着可怜的高跟鞋，美感指数降到零！

好鞋仔细挑，腿部不肿胀

▶一双好的高跟鞋，应该要具备以下条件，挑选时请多注意：

- 鞋跟不宜过细，高度约在3cm～5cm之间。
- 脚弓能与鞋底贴合。
- 脚趾可平放在鞋子里，脚掌不弓起，无不适感。
- 脚背的宽度、高度与楦头大小相符，不要太宽或太窄。
- 包裹性高，最好能够包裹整个脚趾。
- 站立时，鞋子是稳定的，不会摇摇晃晃。

高跟鞋应该这样穿

★ 身体的重量要平均落在两脚，不可歪向某一侧。

★ 站立时，重心放在脚掌中央，而非脚尖或脚跟。

★ 迈步时，重心从脚跟慢慢移动到脚尖。

★ 尽量把双腿绷直，脚步放轻。

★ 保持抬头挺胸，有点像练瑜伽一样，想象身体是一条直线向上延伸。

★ 腿要微微地抬起来，再放下去，不要拖着脚走路。

★ 两腿不要分太开，避免内八或外八走路。

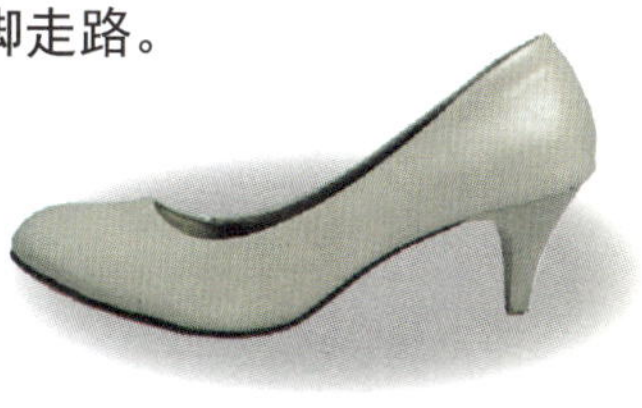

代谢不良，全身就像吹气球一样胖起来了！

有些瘦子明明吃很多也不会胖，
有些胖子已经饿得半死却瘦不下来，
世界上为什么会有这么不公平的事？！
当中的关键秘密就藏在基础代谢率里。

什么是基础代谢率？相信绝大部分正与肥胖抗战的女性们，应该多少都有点概念了。基础代谢率是指人体在清醒而极端安静的情况下，不受精神紧张、肌肉活动、食物和环境温度等因素影响时的能量代谢率。这个数值并非固定不变，每个人也都不一样。

一般来说，上班族女性的基础代谢普遍都在1200卡以上，假设你每天摄取1500卡的热量，基础代谢就已经帮你消耗掉高达八成的热量！所以，如果你的基础代谢率越高，代表你可以吃得比别人多一点却不会胖，或是减重的速度可以比别人更迅速。

很不幸，30岁之后，我们的基础代谢率会随着年纪增长而降低，每10年约降低2%～5%，这也是为什么很多女性会面临中年发福的危机：基础代谢率下降了，摄取的热量却没有跟着减少（或是没有提高热量的消耗）。

影响基础代谢率的因素

- 肌肉多的人，基础代谢率较高；脂肪多的人，基础代谢率较低。
- 体温越高，基础代谢率越好。
- 过度节食的人，基础代谢率较差。
- 男性的基础代谢率比女性高。
- 年轻人的基础代谢率比老年人好。
- 天气冷的时候，基础代谢率较高。
- 甲状腺素或肾上腺素增加，情绪感到紧张、焦虑时，基础代谢率会提高。

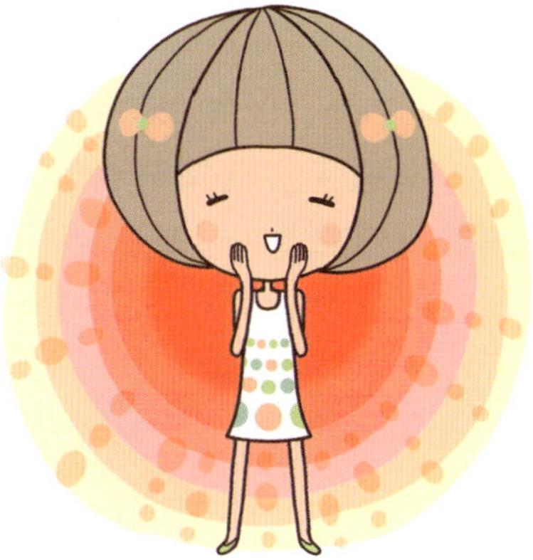

基础代谢率计算公式

基础代谢率（男性）

[13.7×体重(公斤)]＋[5.0×身高(厘米)]－(6.8×年龄)＋66

基础代谢率（女性）

[9.6×体重(公斤)]＋[1.8×身高(厘米)]－(4.7×年龄)＋655

（如果觉得很难计算，网络上也有一些自动计算的公式，可以用谷歌或百度搜索一下，只要输入数据即可算出基础代谢率。）

提高代谢，从营养早餐开始！

怕胖就不吃早餐是错误的，因为人体会根据阳光来调节新陈代谢，每天早上八九点正是我们代谢最佳的时候，所以早餐一定要吃，补充营养、帮助身体恢复机能，才有精神面对一整天的工作，而且重点是不容易堆积脂肪。入夜之后，代谢率变差，能量消耗减少，晚餐如果吃太多，多余的热量会转为脂肪，人就容易发胖。

有些人会选择节食等饿肚子的方式来瘦身，这绝对是下下策。我们的身体很聪明，当摄取的热量不足时，它会自动调节，放慢代谢的速度，以免热量燃烧过快而不够用。所以，过度节食只会让基础代谢率变得更差，一不小心就会复胖，甚至比减肥前更胖，还会连带影响身体健康。

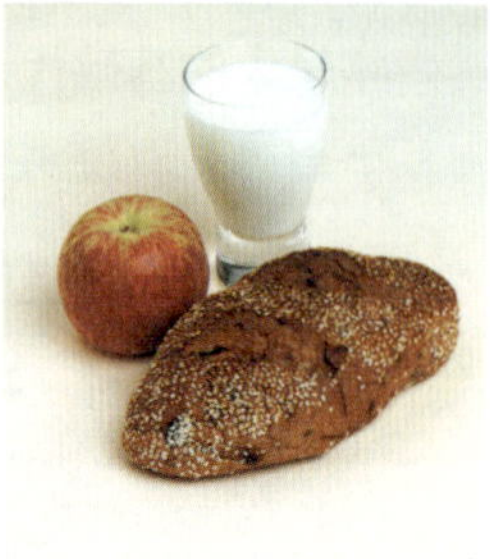

运动量少，肥肉只会越来越多！

1公斤的脂肪可消耗4卡～10卡热量，1公斤的肌肉却能消耗75卡～125卡热量！所以一个人身上如果都是脂肪，消耗的热量会比保持运动、拥有肌肉的人低许多。不仅如此，25岁之后，每年都会损失2.5公斤左右的肌肉量，如果不通过运动把肌肉补回来，最后就会满身肥肉了。

熬夜是万病之源！

晚上11点到凌晨3点是黄金睡眠时段，如果这个时段进入深度睡眠，有助于恢复体力、提高免疫力，并促进蛋白质的合成，生成良好的肌肉组织，提高新陈代谢。但如果你每天都熬夜的话，不但基础代谢会变差，身体也无法顺利生成肌肉。

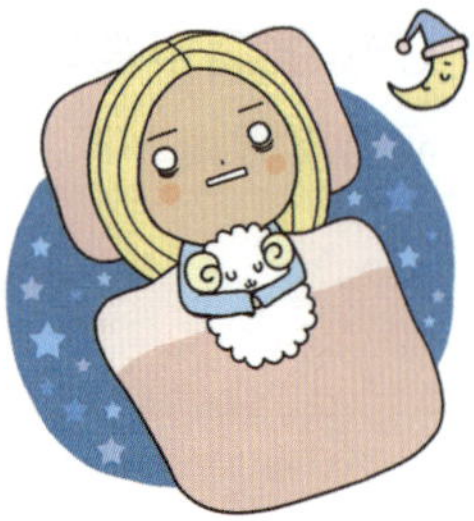

甩不掉的“恐怖橘皮”悄悄上身了！

高达八成的女性（不论老少胖瘦），
都有程度不一的“橘皮”现象！
橘皮组织需要很长一段时间才会慢慢显露出来。
一旦形成就很难消除，不仅影响美观，
还会阻碍淋巴循环，使毒素堆积。

橘皮组织又被称为“蜂窝组织”，多发于臀部、腰腹、大腿、手臂等运动量少、容易堆积脂肪的部位。有些人误以为橘皮组织只有胖子才会有，其实除了肥胖之外，个人体质、遗传、老化、女性荷尔蒙、代谢循环、饮食、抽烟、熬夜、缺乏运动等等，都与橘皮组织的产生有关。

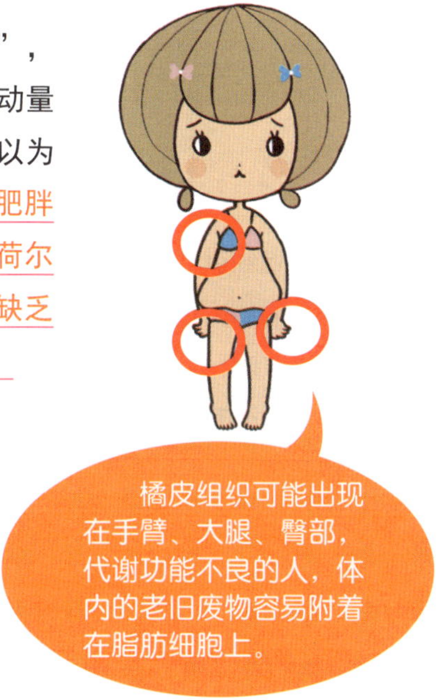

我们皮肤的基本构造由外而内分别为：角质层、表皮层、真皮层、皮下脂肪。倘若你的脂肪细胞增加速度比消耗速度快，或是本身新陈代谢功能太差（脂肪细胞四周容易产生多余水分和老旧废物），都会导致脂肪细胞不正常堆积，并且因为皮下空间不足而产生推挤，甚至压迫到神经和微血管，使代谢变得更差。

这时，如果真皮层与皮下脂肪之间的空隙支撑力太弱，这些脂肪细胞就会向上凸起，把真皮层内的纤维组织往上推，于是皮肤表面就变得凹凸不平了。

橘皮组织的三大类型

- 脂肪型：脂肪细胞的数量过多，或是细胞过度生长、体积太大。
- 水肿型：因为血液循环或淋巴循环不好，使水分与老旧废物滞留在脂肪细胞四周。
- 纤维型：因水分或脂肪流失，使脂肪细胞周围的胶原纤维变得僵硬，形成一个个的球状。

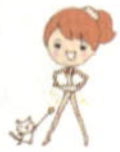

检　测　你的皮肤像“风干橘子皮”吗？

橘皮组织就像干奶酪，看起来凹凸不平，好丑！我们的皮肤原本应该是平滑的，但是产生橘皮组织后，表面就变得皱皱的，像橘子皮一样充满坑洞，又没有弹性。亡羊补牢，未为迟也，赶快按照以下步骤，检测自己有没有橘皮组织吧！

▶步骤 1

双手呈圆圈状。

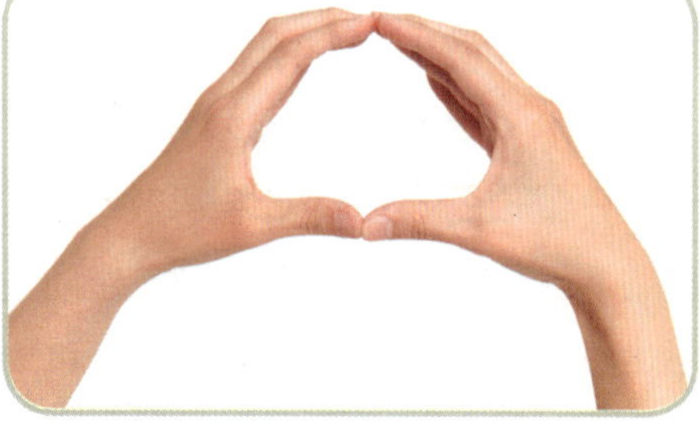

▶步骤 2

用手指向内挤压大腿的皮肤。
（或是其他容易堆积脂肪的部位）

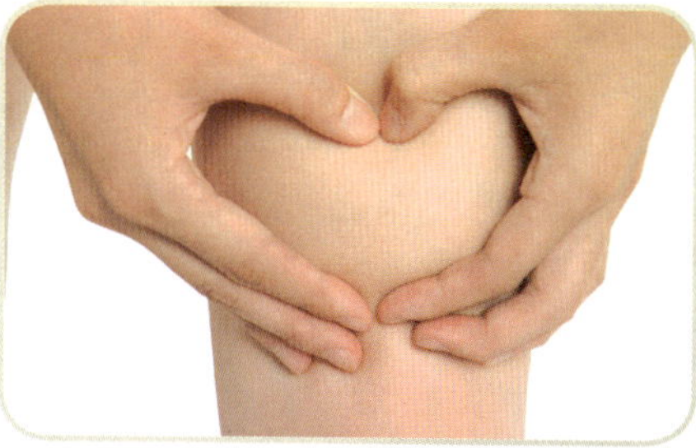

▶步骤 3

观察皮肤表面是否有凹凸不平的情形。

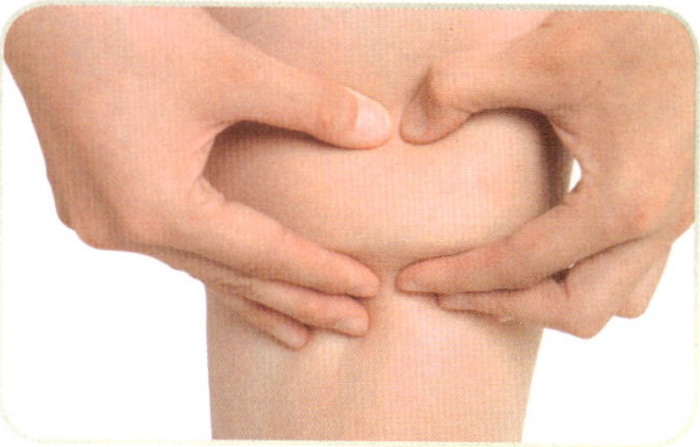

你的橘皮组织严重等级是多少？

0 级	恭喜你！保养得很好！ 皮肤表面完全是平滑的，用手挤压时，也不会出现小凸起。	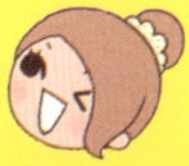
1 级	要小心咯，趁程度还很轻微时，赶快消除！ 皮肤看似光滑，但只要一捏大腿或臀部，表面就会凹凸不平。	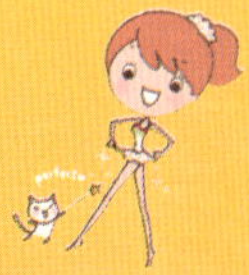
2 级	情况有点严重，建议多做运动，加强代谢功能。 站立的时候，不用捏就能看见皮肤皱皱的。	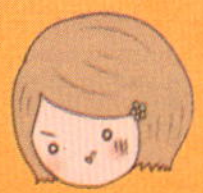
3 级	不要再拖了！赶快去寻求医生的帮助吧！ 不管是躺下或站立，橘皮组织都很明显，可以清楚看见皮肤凸起和凹陷的状况。	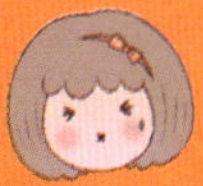

上班坐了一整天，能不胖吗？

许多上班族在公司一坐就是8小时以上，甚至连离开座位的时间都少得可怜，不但辛苦忙碌，还得承受下半身逐渐走样、健康每况愈下的痛苦。

检测 你“坐”错了吗？！

人的坐姿可谓五花八门，在日常生活中，绝大多数人的坐姿并不正确。坐姿不正确容易使脊椎生理曲线受到破坏而变形，造成腰部软组织慢性劳损而引发腰痛。同时还会造成神经、血管和淋巴管的紧张，使肌肉僵硬，人就会显得老态龙钟。

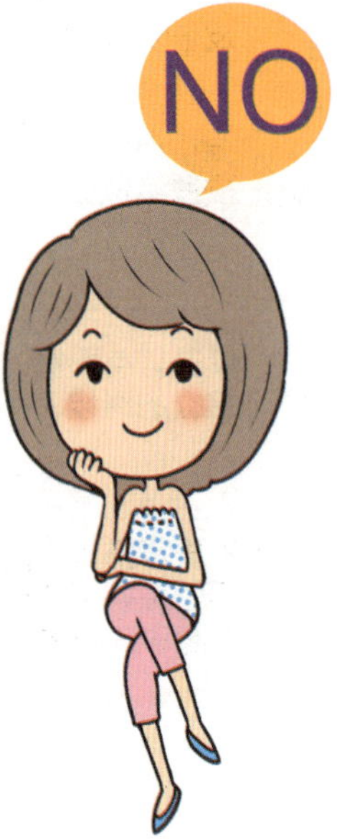

错误1

久坐，其实并非肥胖的主因，真正让我们越来越胖的，是错误的坐姿！

请回想一下，你是不是常常习惯跷二郎腿，或是坐得歪七扭八？歪斜的坐姿只会加重身体的不适感，使骨盆变形、变宽，臀部的赘肉向两侧发展，小腹也跟着凸出来。

错误2

很多人习惯先坐到椅子上，再把背往后一靠，但这样很容易驼背。当你弯腰驼背的时候，脊椎承受很大的压力，一整天下来，就会感到胸闷、后背酸痛，“小腹婆”也离你不远了！

错误3

椅子坐全满、低头耸肩、缩在办公桌前做事的人，通常会觉得肩颈僵硬、后背酸痛；椅子只坐1/3、将身体重心放在前方，大量使用腰肌力量支撑身体的人，不但腰部容易疼痛，腹部和臀部也会因为没有用力而变胖。

“久坐族”要注意的事

- 尽量将背部挺直，肩膀放松、不要耸肩，手肘自然下垂即可。
- 坐在座位上的时候，偶尔可以摇晃双腿、伸伸懒腰，放松一下肌肉，避免固定不动。
- 至少每隔一小时起来走动走动，上厕所、倒杯水，让自己转换姿势。
- 空间允许的话，建议做些简单的拉筋伸展动作，也可以对腿部稍做按摩，促进血液循环。

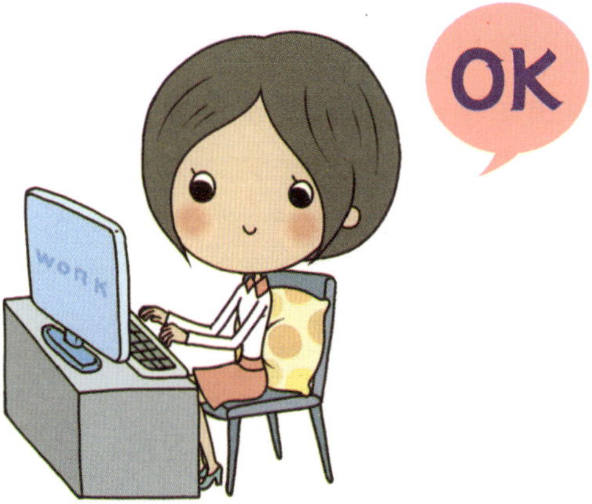

粗腿的成因，从走路姿势就看得出来！

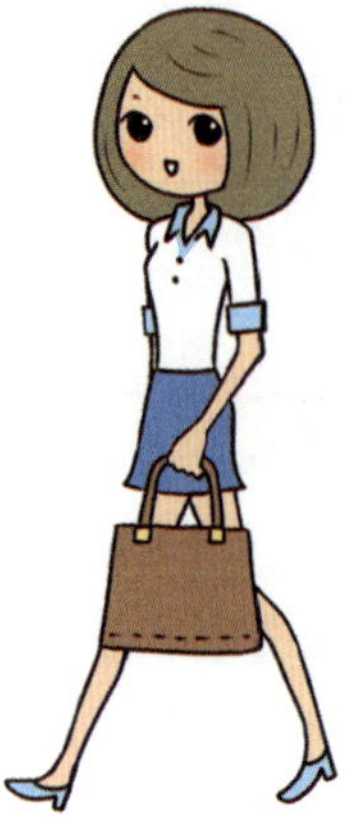

对于没有时间运动的人，走路是不错的运动方式，但如果双腿没有用力，软绵绵地走路，或是重心的位置根本不对，不仅无法有效消耗热量，还可能导致膝盖歪斜、肌肉僵硬等问题。

你有没有发现，走路姿势正确、重心放在中间的人，不但看起来很有精神，通常小腿也不会变成“萝卜”，腿部线条比较好看。反观肥胖的人，因为臀部的肌肉松弛，走起路来常常左右晃动，甚至因为腿部没有力气，脚尖与脚跟会同时踩到地上，发出“啪嗒、啪嗒”的声音。

检　测　你用哪种方法走路呢？

● 踮着脚的小碎步走法

这类型的人鞋底通常是鞋尖比鞋跟磨损严重，可能个性很急或是怕弄脏鞋子，所以习惯快速把脚缩起来。

特征是走路时步伐很小，身体重心前倾，耸肩，脚尖踩地之后，膝盖紧接着抬起来，脚跟几乎不落地。因为都是利用脚尖贴地和使力，“萝卜”当然也就毫不留情地反映在小腿肌肉上咯！

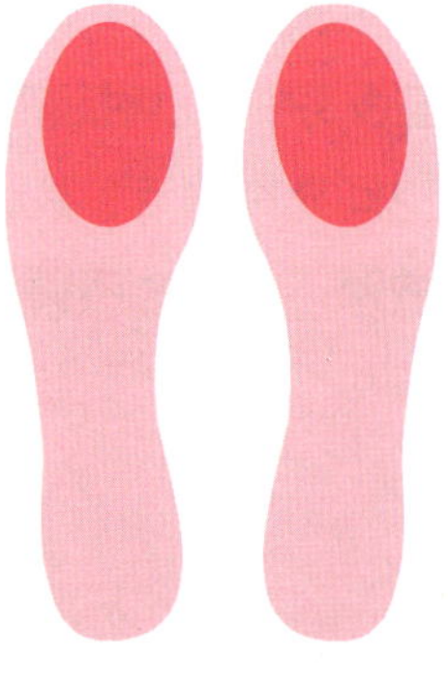

▲ 鞋尖磨损较严重！

● 拖着脚的懒人走法

有些人走路懒得把脚往上抬，习惯

拖着脚在地上滑啊滑，步伐显得很缓慢。这种走法通常会把重心放在脚跟（所以鞋跟磨损较为严重），整个力量是往下压的，所以两腿完全承担体重，很容易演变成肌肉大块的“壮壮腿”，肚子也会越来越往前凸。

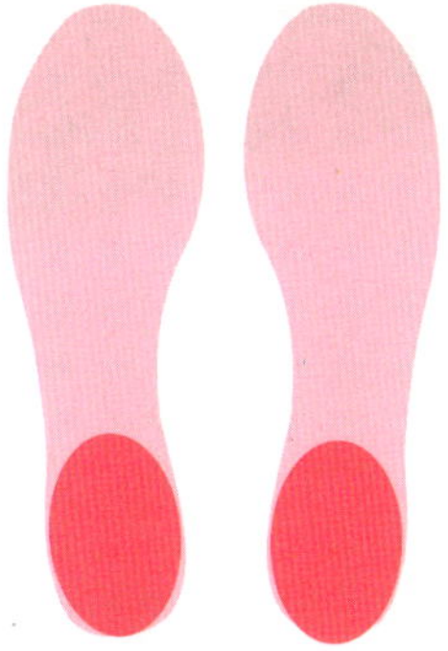

▲ 鞋跟磨损较严重！

● 外八或内八的走法

迈步的时候，脚尖是朝向外侧或内侧，而非正前方。由于走路的施力点完全不对，这类人的鞋底边缘磨损较严重，而不是在鞋尖或鞋跟的中央。

既然身体的重心是放在外侧（或内侧），腿部外侧（或内侧）的肌肉自然会比较发达，容易发展成O型腿（或X型腿），到时候就不容易矫正回来了。

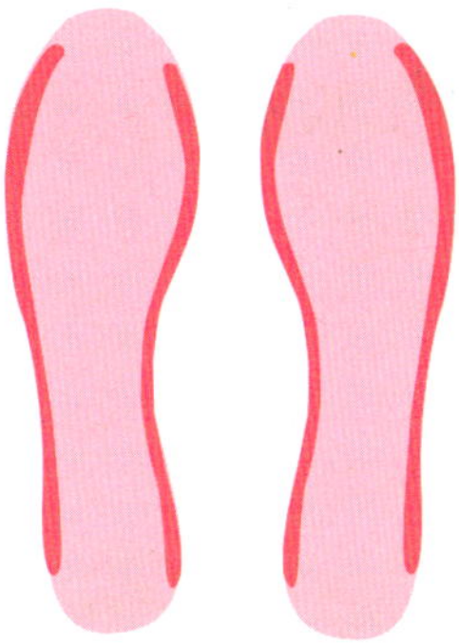

▲ 磨损处出现在鞋边！

● 身体歪向一边的走法

如果左右脚的鞋底只有单边磨损程度较为严重，或是鞋跟磨得一高一低，代表有骨盆歪斜或长短脚的问题。身体重心偏向某一侧，脂肪容易堆积在出力较少的那条腿上，因而变得比较肥胖。

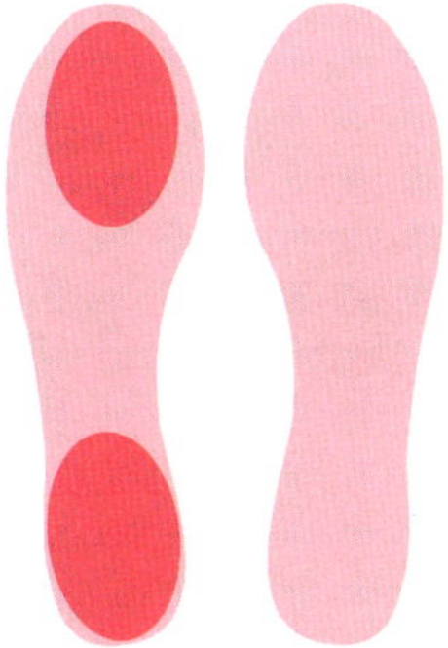

▲ 只有单边有磨损情形！

第二章

这样吃喝运动，粗腿变美腿！

15种消水肿的食物和
“壮壮腿”运动大攻略

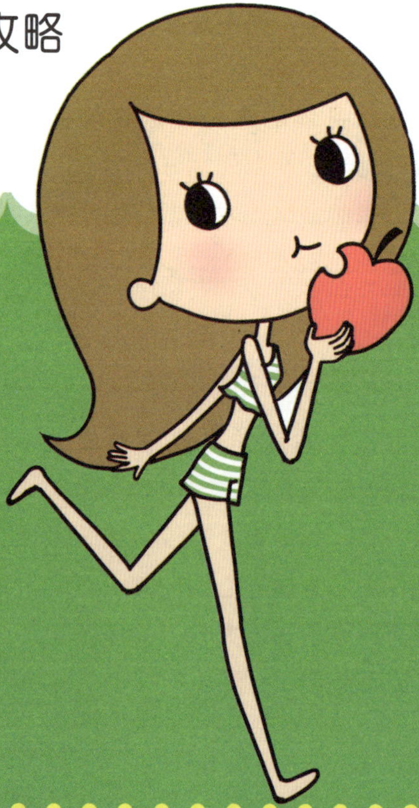

击退水肿，从饮食开始

除了缺乏运动、代谢不良之外，
错误的饮食习惯也是造成水肿的主要原因之一。
如果能够从日常生活的饮食方式着手，
对于击退水肿绝对会有事半功倍的效果。

啊？这样吃，腿部脂肪只会越积越多！

- 每日三餐几乎都在外面吃，或是家里做菜习惯口味偏重。
- 喜欢吃重咸、重油的食物，太清淡就觉得食之无味。
- 主食以精制淀粉为主，不经常吃五谷杂粮之类的天然食物。
- 爱吃高糖分的甜点或零食。
- 很少喝水，或是习惯在晚上饮用大量的水。
- 喜欢冰品或冰凉的饮料。

如果你符合3项以上，就要特别小心了！这样的吃法，可是会让水肿的情形越来越严重，对身体的健康状况造成不良的影响。容易水肿的人大多属于寒性体质，新陈代谢很差，所以要尽量少吃会让身体变冷的寒凉食物，多吃能够加速代谢的食物。此外，减少盐分的摄取更是避免水肿的关键！摄入过多的盐分不但会造成肾脏负担过大，整个人也容易变得浮肿，最后还可能演变成难以消除的肥胖。

寒凉蔬果要少吃	
蔬菜	茼蒿、空心菜、苋菜、菠菜、莴苣、芥蓝、卷心菜、白菜、油菜、芹菜、芦荟、芦笋、竹笋、白笋、荸荠、小黄瓜、苦瓜、胡瓜、冬瓜、丝瓜、牛蒡、莲藕、白萝卜、茄子、绿豆芽、苜蓿芽、番茄、金针菇。
水果	芒果、草莓、梨子、火龙果、西瓜、香瓜、哈密瓜、葡萄柚、柿子、橘子、桑葚、山竹、杨桃、香蕉、奇异果、莲雾、枇杷。

击退水肿，10项饮食原则一定要做到！

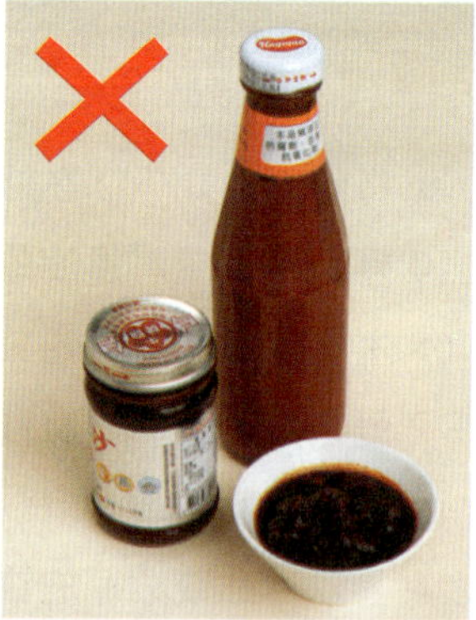

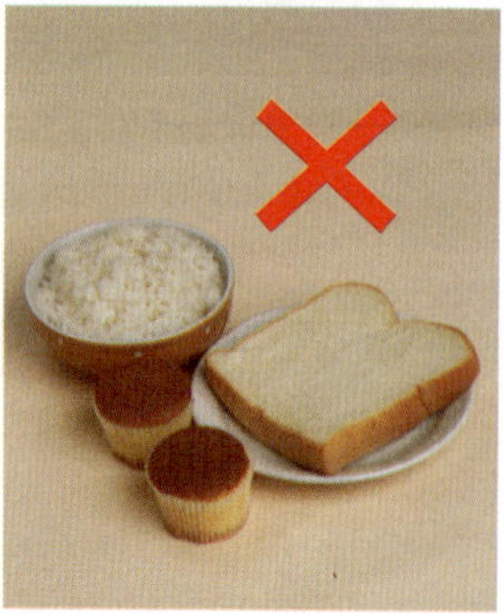

- 饭馆的餐点很多存在过油、过咸的问题，可以的话尽量有几餐自己在家煮，吃清淡一点。
- 远离含盐量高的调味酱，像酱油、豆瓣酱、沙茶酱、番茄酱等。
- 少吃咸酥鸡、卤味这类重咸的食物，就算要吃，也不要加太多调味料。
- 如果吃火锅、关东煮、拉面这类有浓郁汤料的食物，尽量少喝汤汁。
- 除了在饮食中减少食盐用量外，腌制食物也要少吃。
- 少吃甜食，如蛋糕、含糖饮料，避免食用过多的精制糖。
- 避免吃生冷寒凉或属性偏寒的食物，如生菜色拉。
- 尽量少吃精制淀粉，如白米、白吐司、白面条等等。

- 不要因为害怕水肿就不敢喝水，适量补充水分有助加速代谢。
- 避开难以消化的食物，如糯米，否则会影响代谢，容易水肿、肥胖。

消除下半身水肿的关键饮食

天然的最好！我们周遭有很多食材本身具有排水利尿的功效，补充这类食物不但天然又健康，而且能帮助排出体内多余的水分，水肿的情形自然得到改善。

有水肿问题的人，可以多吃含钾（如香蕉、番茄）或含维生素E（如杏仁、小麦胚芽）的食物。钾有利尿的作用，帮助人体排出多余的盐分（钠），而维生素E则可促进血液循环，不易令腿部浮肿。如果水肿情形很严重的话，也可以考虑寻求中医的帮助，搭配一些具有排水利尿功效的中药，消水肿的效果会更好。

好吃的消水肿甜品——无糖红豆薏仁汤

材料

红豆、薏仁、水。

作用

补血、美白、消除水肿。

做法

睡觉前将红豆和薏仁洗净泡水，隔天把水倒掉，再清洗一次。捞出沥干之后，先将薏仁加水煮至半软，再倒入红豆一起煮到绵软即可。

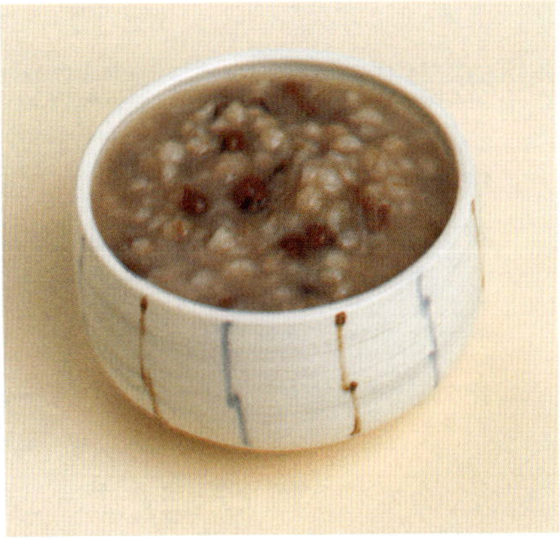

好喝的消水肿饮品——玉米须水

超简单！
自制消水肿茶
每天1杯～2杯
即可！

制作方法

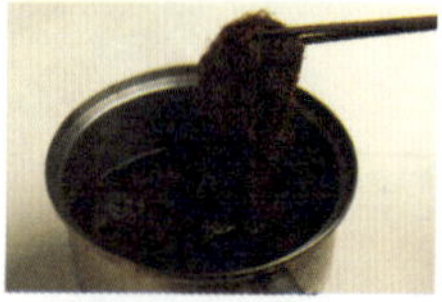

1.准备30g玉米须，先将玉米须彻底清洗干净。

2.加入300ml热水，用小火熬煮10分钟至颜色变为琥珀色。

3.捞起玉米须，将熬煮过玉米须的水滤渣后，即可饮用。

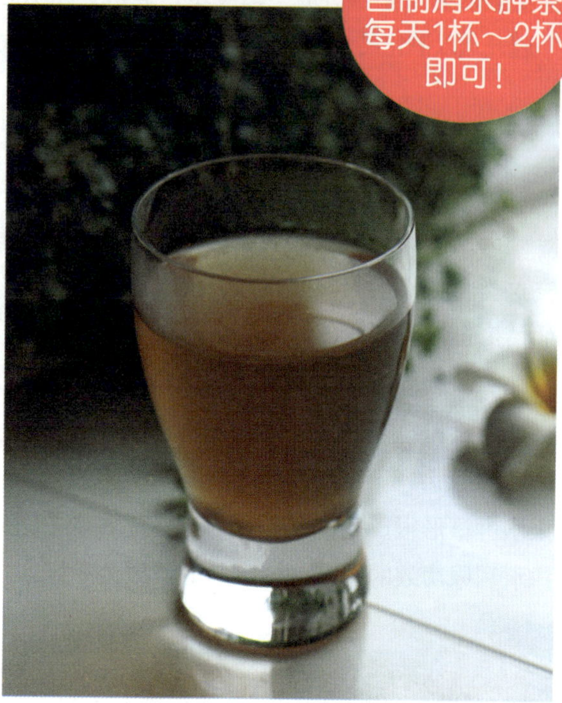

玉米须水的功用与饮用方法

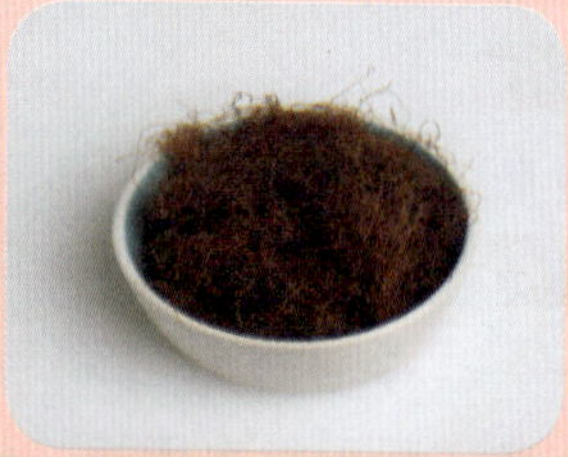

- 晒干的玉米须在中药店就可买到。
- 每天喝1杯～2杯，有助于排除水肿、利尿、清热降火。对于治疗高血压、糖尿病也有功效。
- 如果当天的玉米须水没喝完，可以装入容器冷藏存放，再次饮用时，拿出来退冰即可饮用。
- 玉米须水属于凉性，适合在夏天饮用。体质比较虚的人，建议适量饮用。
- 建议睡前不要饮用。

15种常见击退水肿的食物！

红豆	富含蛋白质、维生素B1、B2等营养素，具有良好的利尿作用，可促进肠胃蠕动，改善便秘问题。
薏仁	营养价值丰富，可利尿、消水肿、促进脂肪燃烧，而且因为水溶性纤维含量高，可促进肠胃蠕动、改善便秘。不过，薏仁属性偏凉，建议搭配温性的食物（如红豆）一起煮。糖尿病及肾病患者不可食用。
玉米须	玉米须的功效同样是消肿、利尿，价格很便宜，在中药店就可以买得到。
香蕉	香蕉的膳食纤维跟钾含量都比一般水果高，可以改善便秘问题，降低血压，促使多余的盐分排出体外，预防水肿。
苹果	苹果热量低，营养价值高，是相当不错的“减肥伴侣”，而且含钾量高，具有利尿的作用，可加速代谢体内多余的盐分。
葡萄柚	含有丰富的维生素C与纤维质，钾含量高，可改善下半身浮肿的问题，加速新陈代谢。
西瓜	具有清热解暑、利尿消肿的作用，但是含糖量较高，不宜多吃，尤其是糖尿病患者最好少碰。切忌吃冰冷的西瓜。
木瓜	营养价值高，钾含量比一般水果多。其中木瓜酵素可帮助消化，钾则能促进代谢多余盐分。不过属性偏寒，吃多了容易拉肚子。
冬瓜	具有清热解暑、利尿消肿的作用。富含钾、维生素B1及植物纤维，可促进肠胃蠕动、排除水肿。
番茄	含有大量膳食纤维，可促进肠胃蠕动，改善便秘问题。钾含量丰富，有助于排出体内多余的盐分，提高代谢能力。不过，番茄本身就含有盐分，所以不宜多吃，更不要喝加工过的番茄汁。
白萝卜	可清热解毒、利尿消肿，且纤维质含量丰富，有助于改善便秘问题。服用中药的人，建议先询问中医是否能吃萝卜，以免降低中药的疗效。
白菜	植物纤维含量达到90%，可利尿、通便，改善便秘问题，消除体内水肿。不过属性偏寒，吃太多的话，反而会加剧水肿的程度。
芹菜	具有利尿消肿、降血压的作用。因为纤维较粗，以熟食为佳，以免消化不良。尽量食用叶子，其营养成分比茎秆多。
黑咖啡	具有利尿效果，有助于消除水肿。但是因为含有咖啡因，绝对不能过量（1天不要超过300cc），也不要空腹喝，容易伤胃。此外，须避免饮用冰咖啡或是含糖跟奶精的咖啡。
无糖茶	含有大量的茶多酚，有利尿、抗氧化、降血压等作用，绿茶、乌龙茶或杜仲茶等都有不错的效果，但是不能饮用过量。

瘦大腿饮品轻松DIY，让你越喝越瘦！

总觉得喝白开水没有味道吗？小心！
含糖饮料不但容易对身体造成负担，还会越喝越胖。
比较健康的方式是：自制具有消水肿、加速代谢效果的简单饮品，
让喝饮料不再是一种负担，反而喝了会变更瘦哦！

玫瑰蜜茶——促进代谢

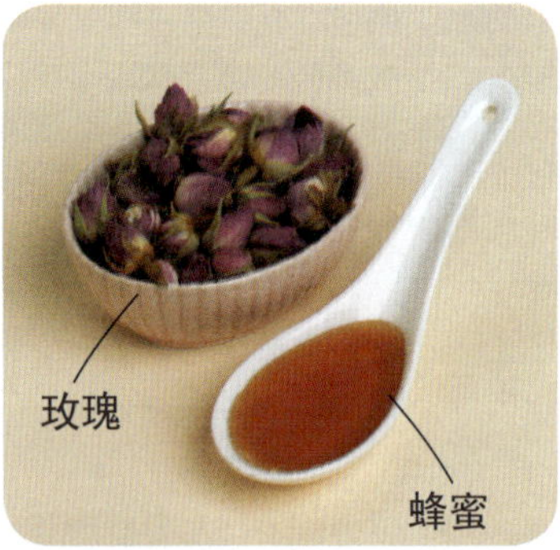

作用 玫瑰花具有活血化瘀、帮助消化、排水利尿等多重好处，蜂蜜则有清热解毒的作用，两者加在一起煮成茶饮，不但甜甜的很好喝，更能促进身体的新陈代谢。（处于生理期或身体虚弱的人不宜饮用）

材料 干燥玫瑰花5g、蜂蜜适量、水500ml。

做法 1. 将水煮开后，倒入玫瑰花，转小火煮沸后关火。也可以直接用热开水冲泡，但味道会淡一些。

2. 加入蜂蜜，搅拌均匀后即可饮用。

番茄火龙果汁——促进肠胃蠕动

作用 番茄、火龙果、芹菜皆含有大量的膳食纤维，可促进肠胃蠕动，改善便秘，而且钾含量丰富，有助于排出体内多余的盐分，预防水肿。不过该饮品属性偏凉，所以处于生理期或容易腹泻的人不宜食用。

材料 番茄1个、火龙果1个、芹菜2根、水200ml。

做法 1. 将番茄洗净，火龙果去皮，跟番茄一起切成块。芹菜洗净后切段。

2. 加水用果汁机搅拌，搅拌均匀后稍微过滤一下即可饮用。

生姜红茶——消除水肿

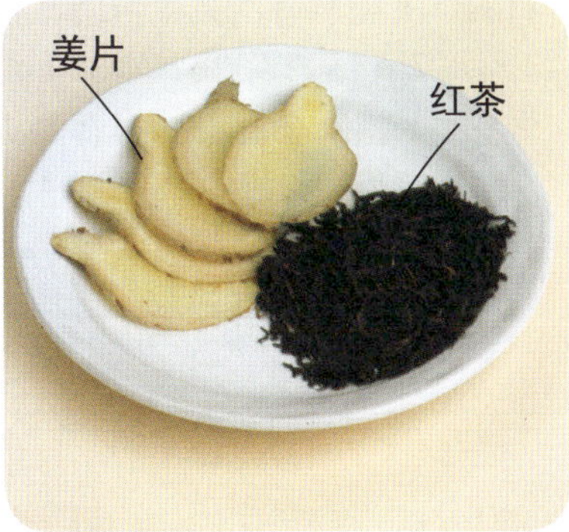

作用 生姜与红茶都有暖身、提高代谢的作用，并可利尿、消除水肿，对于体质虚寒、下半身肥胖的人特别有效。生姜以老姜（又称姜母或干姜）为佳，辛辣度较高。饮用后如觉得胃部有灼热感，请加水稀释。

材料 老姜5片、阿萨姆红茶（又名印度红茶）1包、水500ml。

做法 1. 将老姜洗净去皮，磨成泥状。

2. 冲泡红茶。

3. 加入1～2匙姜泥，搅拌均匀后即可饮用。

4. 剩下的姜泥用保鲜膜封存后，放入冰箱中保存。

消水肿花草茶——利尿消肿

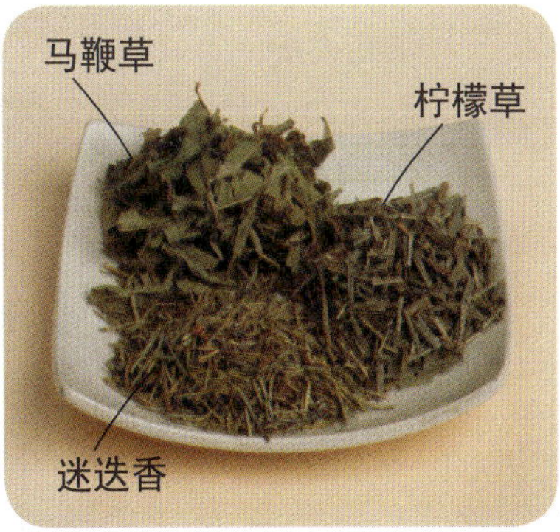

作用 结合柠檬草、马鞭草以及迷迭香三种花草的功效，可达到利尿消肿、帮助肠胃消化、加强代谢的效果，非常适合下半身水肿虚胖的人饮用，热饮更有效。有以下情形者，请避免饮用：生理期、怀孕、高血压、癫痫。

材料 柠檬草、马鞭草、迷迭香各5g，水800ml。

做法 1. 将水煮沸后，倒入3种花草。

2. 浸泡约3分钟～5分钟后即可饮用。可加水续泡，直到味道冲淡为止。

利尿药草茶——温润补气

作用 具有健脾、温润补气、利湿消肿等功效，可改善下半身水肿的情形。利尿消肿的中药配方基本上都大同小异，可直接咨询中医或中药店。

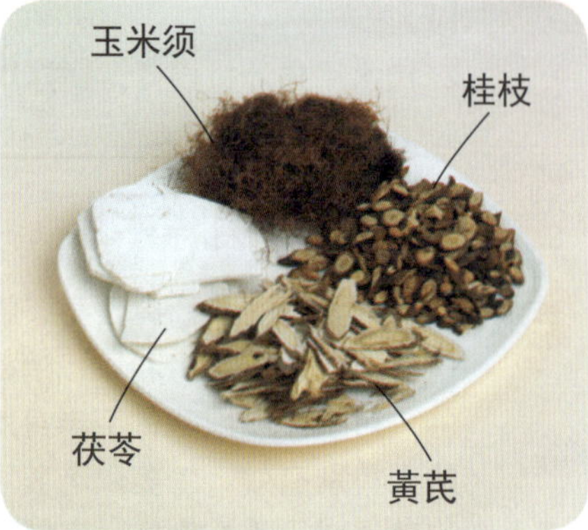

材料 茯苓10g、黄芪10g、桂枝7g、玉米须3g、水800ml。

做法 1.将所有的中药材都装进过滤用的棉袋中。

2.水煮沸后，放入棉袋，浸泡15分钟再取出，放凉后即可饮用。

哈密瓜葡萄汁——帮助消化

作用 哈密瓜可生津止渴、解热利尿；葡萄则能补气血、利尿、帮助消化，适合下半身容易水肿的人。

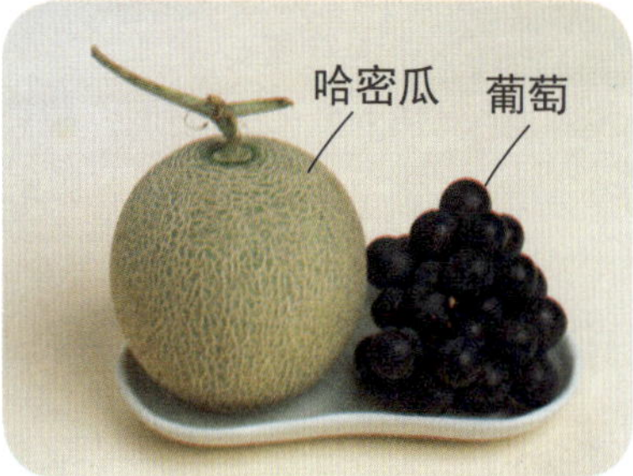

材料 哈密瓜半个、葡萄15粒～20粒、水200ml。

做法 1.哈密瓜去皮、去籽，切成块。葡萄去皮。

2.加水用果汁机搅拌，搅拌均匀稍微过滤一下即可。

代谢力提升就等于启动全自动的“燃脂机”

提高代谢力，等于是提升身体消耗热量的速度，只要避免摄取过多的热量，身材就能保持匀称的状态。但是怎么才能提高基础代谢率，让新陈代谢顺畅，燃烧掉多余的脂肪呢？以下列举8个提高代谢力的要点，请认真遵守这些生活原则，把自己的身体变成全自动的“燃脂机”吧！

要点1 规律进行有氧运动最有效

想要瘦，就要运动，而且是符合“333”原则的有氧运动。什么是“333”原则呢？就是每周运动3次、每次30分钟、运动强度达到心跳每分钟130下。

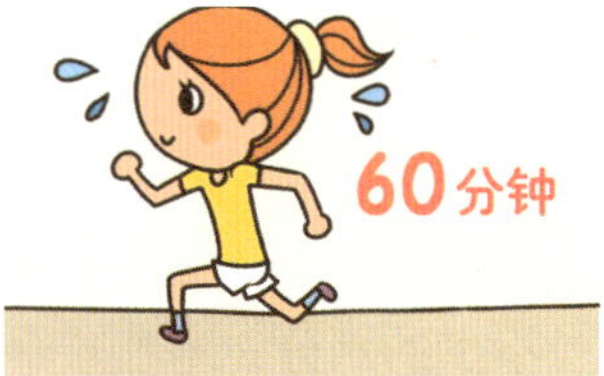

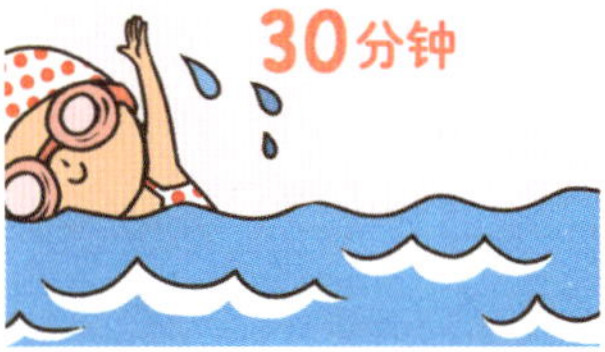

如果运动超过30分钟，除了当下能够消耗热量之外，运动后还有所谓的“闷烧效应”，能将氧气带到全身各部位，继续提高代谢率，并使脂肪燃烧长达6小时之久！

要点2 不要怕！增加肌肉量会更瘦

长肌肉会让减肥有事半功倍的效果，因为1公斤肌肉所能消耗的热量约为脂肪的10倍，所以提高肌肉量可以加快燃脂的速度。

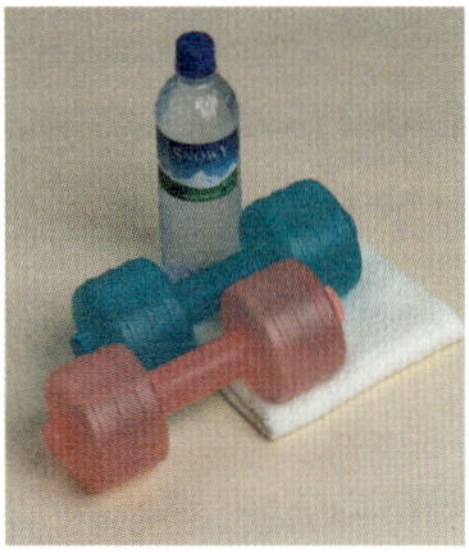

除了有氧运动之外，适度的重量训练也能有效增加肌肉量。可以准备哑铃（不要太重）或小瓶的矿泉水，每周练习2次，每次15分钟即可，运动完记得要做一些伸展动作来延长肌肉线条。

要点3 保持正确饮食，健康又轻盈

当身体获得各种营养素，摄取足够的热量时，各个器官的功能正常，代谢能力自然也高，这就是为什么讲究养生饮食的人，通常看起来神清气爽，也不容易肥胖的原因。反观一般人，因为不懂得如何选择，摄入过多让血糖飙升的食物，胰岛素来不及代谢，这样就会让脂肪堆积在身上。

要点4 适量补充水分，过与不及都有问题！

摄取的水分不只是白开水而已，像是蔬果中不但含有丰富的营养素，也含有不少的水分。不喜欢喝白开水的人，也可以改喝无糖绿茶、杜仲茶。绿茶可降低血脂和胆固醇，具有利尿作用；杜仲茶可促进血液循环、消除浮肿、改善便秘。

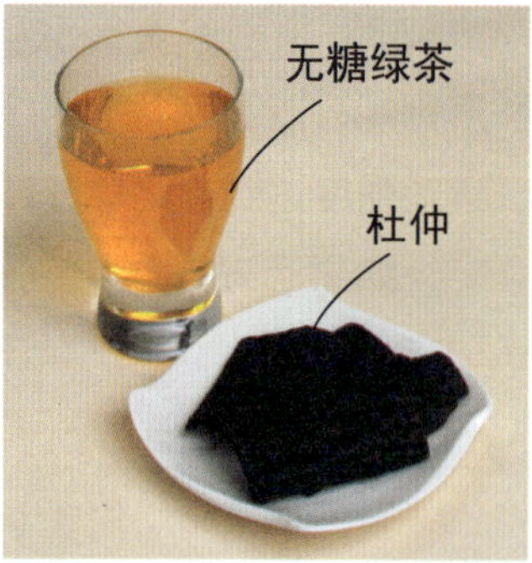

要点5 提高体温，代谢率就会上升

体温每上升1℃，新陈代谢率就会提高13%，体内的化学反应也会变得更快。想要提高体温，除了运动之外，最简单的方式就是洗个38℃～40℃的热水澡，让身体温热、出汗，一旦血液循环变好了，代谢也会跟着活跃起来。

泡澡比淋浴有效，但是不能泡太久，每天10分钟～15分钟即可，浴缸里的水位不可超过心脏。心脏功能不好的人，不适合经常泡澡，可以改用热水泡脚，同样能够促进血液循环，提高新陈代谢。

要点6 深度呼吸，让氧气在体内循环

很多人呼吸都是浅而急促的，属于无意识下的反射动作，所以送进肺部的新鲜氧气较少，还没发挥作用就被送出去了，而且留下较多来不及吐出的二氧化碳。所以，为了健康，不要再小看呼吸这件事了！尽量提醒自己专注于呼吸的深度，不但能够训练腹部的肌肉力量，当体内的氧气量提高时，也有助于燃烧脂肪，加速代谢与循环的速度。

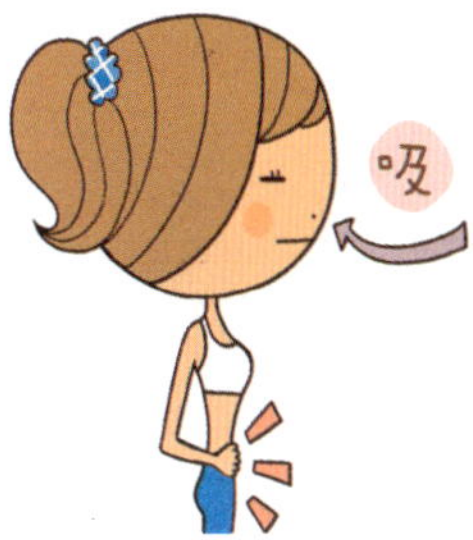

要点7 该睡觉的时候就要睡！

人体进入深度睡眠状态时，器官就会开始排毒、休息，代谢率也会降低10%～15%，睡眠不足的人，生理时钟一乱，自律神经就容易失调，导致调节体温变化与血液循环的节奏紊乱，消化功能降低，代谢率当然就会变差。不仅如此，某些荷尔蒙也会因为睡眠不足而分泌异常，使得脂肪代谢停滞，甚至开始堆积在身体的各个部位。

要点8 用对按摩手法，可促进体内循环

按摩可以加速体内淋巴与血液的循环，将累积的老旧废物、毒素排出体外。但绝对不是随意按压就有效果的，必须顺着淋巴结，从四肢末梢往心脏方向按摩，才能让淋巴与血液循环保持畅通，提高代谢率。建议有兴趣的人可以购买专业的按摩指导书籍，通过学习使按摩变得更准确、更有效。

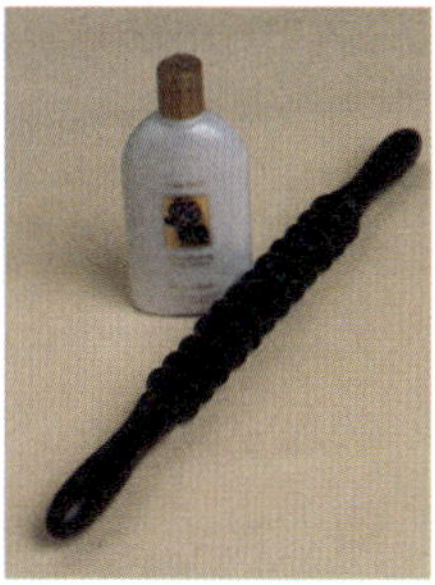

让脂肪燃烧吧！影响胖瘦的5种营养素

想要有效瘦身，
运动跟饮食必须双管齐下，缺一不可。
饮食方面应该尽量做到“优良脂质、高纤维、天然食物”
的摄取原则，多吃蔬果，
补充对瘦身有帮助的营养素。

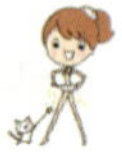

膳食纤维

肥胖的人容易便秘，适量补充膳食纤维，可促进肠道蠕动，让粪便更容易排出体外，不至于让身体累积过多的老旧废物与毒素。膳食纤维分为水溶性与非水溶性。水溶性纤维可从燕麦、香蕉、苹果等食物中获取；非水溶性纤维则多来自于根茎类蔬菜，如芹菜。不过，因为水溶性纤维会吸收肠道中的水分，当你摄取大量的膳食纤维时，也必须补充适量的水分，否则反而更容易便秘。

蛋白质

人体无法合成所有的必需氨基酸，通过食用蛋白质类食物，可以获得所需的氨基酸。如果缺乏蛋白质，容易引起浮肿、肌肉量减少、免疫力下降等问题；反之，摄取充足的蛋白质，可使人体获取所需的营养及热量，还能促使肌肉生成、加速脂肪燃烧。蛋白质存在于奶、蛋、肉、豆之中，其中豆类的植物性蛋白质最佳，建议平时多吃豆浆、豆腐，或是高蛋白粉的营养补充品。

维生素B族

维生素B族会影响人体的代谢，当我们摄取食物之后，体内的B族就会辅助代谢碳水化合物、脂肪、蛋白质等营养素，所以如果缺乏B族，就无法有效利用这些营养素所提供的能量。B族是水溶性维生素，富含于全谷类（如糙米、燕麦、小麦胚芽）、深绿色蔬菜（如菠菜）、酵母等食物之中，人体不能自行制造合成B族维生素，也不能储存，必须靠食物来补充，也可以服用高密度的维生素B族补充剂。

酵素

酵素可帮助人体分解和加速吸收食物，对于身体不好、饮食习惯不佳、消化不良的人特别有用，建议平时可以适量补充。像菠萝和木瓜中都含有较多的酵素（蛋白分解酵素），可促进蛋白质的消化。除了吃天然的水果之外，也可以选择市面销售的酵素产品，目前常见的种类有蛋白分解酵素、脂肪分解酵素、淀粉分解酵素，一定要看清楚产品说明，选择适合自己的酵素。

多元不饱和脂肪酸

有些人因为怕胖就刻意不吃油脂，其实这样反而会降低新陈代谢的速度，影响脂溶性维生素的吸收，身体极易产生问题。所以，油脂还是要吃，但要选择对身体好的油，才能摄取到多元不饱和脂肪酸，对于改善便秘、平衡体内水分都有不错的效果。

举例来说，常听到的Omega-3和Omega-6都是必需脂肪酸中的多元不饱和脂肪酸，具有降低胆固醇的功效，人体无法自行合成。Omega-3包括ALA（丙氨酸）、EPA（二十碳五烯酸）、DHA（二十二碳六烯酸）三种，EPA、DHA可从鱼油中获得，ALA可从坚果类、亚麻籽中获得；Omega-6则存在于大部分植物油之中。

肌肉太结实，拉一拉就对了！

去健身房想要瘦身，
没想到越运动越粗壮。除了做错运动之外，
很有可能是因为忽略了运动后的伸展动作，
所以不但乳酸容易堆积，肌肉也会变得僵硬，
甚至发展成又圆又大块的形状。

如果你是经常参加爆发性运动的人（如田径赛运动），或是因为运动类型或方法错误而累积过多的粗壮型肌肉，以至于大腿变得很壮，捏起来硬邦邦的，那腿部的拉筋对你而言就非常重要了。不过，“壮壮腿”要瘦下来并不容易，需要一定的时间才能慢慢地调整回来，千万不要心急，一定要多做伸展及按摩让肌肉组织先软化下来。

攻略1 敲松腿部紧绷的肌肉

道具：专门按摩用的器具（也可以拿毛巾包裹擀面棍或玻璃瓶代替）。

步骤1 滚小腿肚

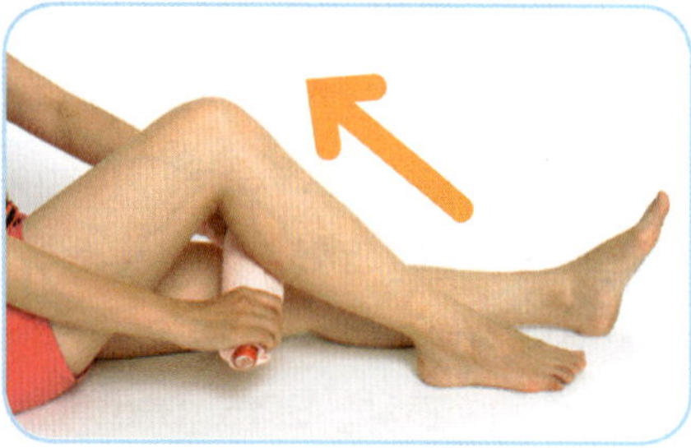

坐在地上，膝盖略微弯曲，腿部肌肉放松，用道具轻轻滚压小腿肚的肌肉，左右两腿交替，约滚5分钟～10分钟。

步骤2 敲深层肌

脚向上勾起，感觉小腿后侧肌肉是拉紧的，再敲5分钟～10分钟。这样能敲到深层的肌肉，所以应该会觉得腿很酸。

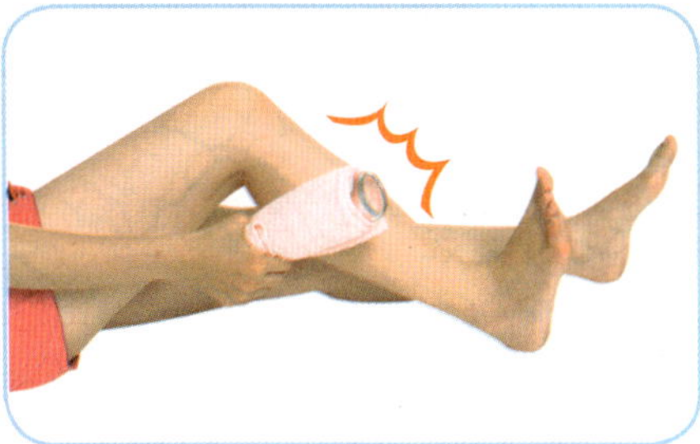

攻略2 拉开大腿内侧与后侧的肌肉

步骤1 侧弓箭步

双脚向两侧打开，左腿膝盖弯曲，呈侧弓箭步的姿势。左手撑在膝盖上，重心放在左脚，臀部微微后倾，感觉右大腿内侧与后侧的肌肉拉紧，持续15秒～30秒之后，换另一边再做。

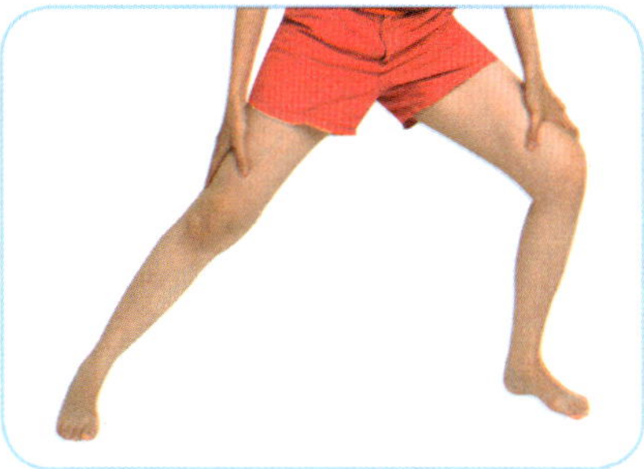

步骤2 前后摆动

大腿前后摆动，慢慢地加大幅度，让腿部肌肉收缩与放松，均匀伸展肌肉纤维。

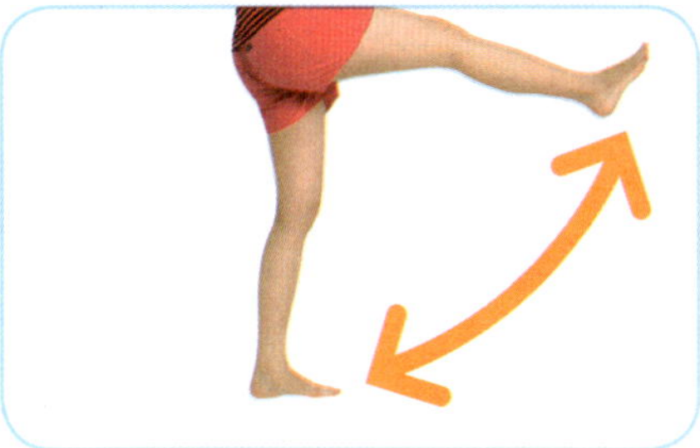

预防胜于治疗，对抗“橘皮”的四大攻略

橘皮组织一旦形成就很难消除，
所以很多女性会采用医学美容的方式，希望可以让皱巴巴的皮肤恢复光滑。
不过如果根本的问题没有解决，脂肪细胞很容易又会变大，
橘皮组织也会不断重现。所以，预防的效果绝对是胜于事后治疗的，
了解“对抗橘皮的四大攻略”是你的首要任务！

要点1 保持良好的血液循环

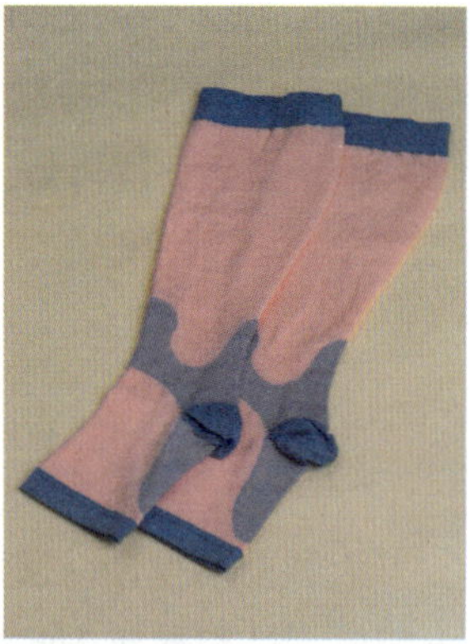

血液与淋巴的循环顺畅时，体内的毒素、老旧废物、多余的水分等等，都能顺利排出体外，脂肪细胞不会有变大、变多的机会，橘皮组织自然也就不容易产生。

想要拥有良好的循环功能，有几点需要特别注意：随时保持正确的姿态，只要骨架不歪斜，淋巴跟血液循环就不容易停滞；每天可以用冷热水交替淋浴，或是多泡澡，有助于加速循环；最好固定每周运动3次以上，每次30分钟以上；不要买太紧身的裤子，也不要长时间穿着塑身裤或丝袜，以免造成下半身血液循环不良，进而引起橘皮组织的产生。

要点2 维持标准体重

橘皮组织最主要的成因是脂肪过多堆积，饮食控制并不是光靠节食就可以，重点是消耗的热量要比摄取的多。

“多样化且均衡的健康饮食”是必须努力的课题，尽量不要偏食，才不会因为缺乏某种营养元素而导致身体产生问题。每天也要记得适量补充水分，过多与不及对人体都会产生不良影响。

要点3 加强训练下半身的肌肉

预防橘皮组织很重要的一点，就是要降低皮下脂肪细胞的数量。最有效的方式就是多运动下半身，增加臀部与腿部的肌肉，代谢多余的脂肪。

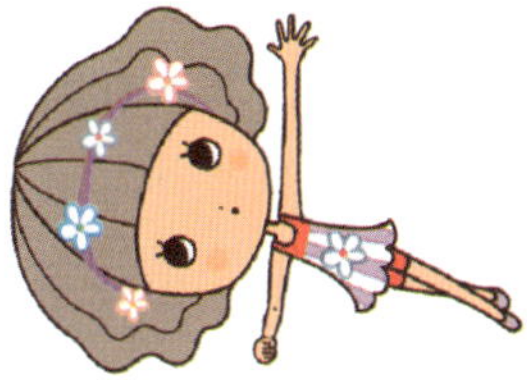

建议挑选能够适度训练肌肉的有氧运动，比如游泳、骑自行车、瑜伽、慢跑、有氧舞蹈等等，都是不错的选择。既能燃烧脂肪，又能生成适量而不过量的肌肉，让皮肤变得更加紧实，加速血液循环，防止脂肪堆积。

要点4 勤做按摩

不只是脸部需要保养，身体的皮肤也需要适当的照顾，才会变得光滑而有弹性。建议每天洗完澡之后，抽出一点时间，即使只有5分钟也好，在容易生成橘皮组织的部位（如臀部、腿部）涂抹具有紧肤功能的身体乳或精油，并以局部画圈的方式加以按摩，或是用虎口由下往上推压，加速保养品的吸收，同时又能促进淋巴循环，这样不容易出现水肿或橘皮组织的问题。

再忙也要瘦！办公室可以做的拉腿运动

每天都坐在办公桌前没有时间运动？
没关系！这些小动作可以让你在神不知鬼不觉的情况下，
偷偷锻炼自己的双腿哦！

许多上班族每天久坐超过8小时，一到下午就觉得下半身越来越酸，甚至两腿会肿肿胀胀的，还会有点发麻，坐立难安，这就是身体在警告你下半身的血液循环不良了！

虽然碍于工作环境的关系，我们可能没办法经常起身走动，但即使是坐在位子上，我们也可以通过一些小幅度的动作来训练或延展肌肉群，不仅能够改善僵硬、酸痛以及水肿的问题，下半身也不容易堆积脂肪。

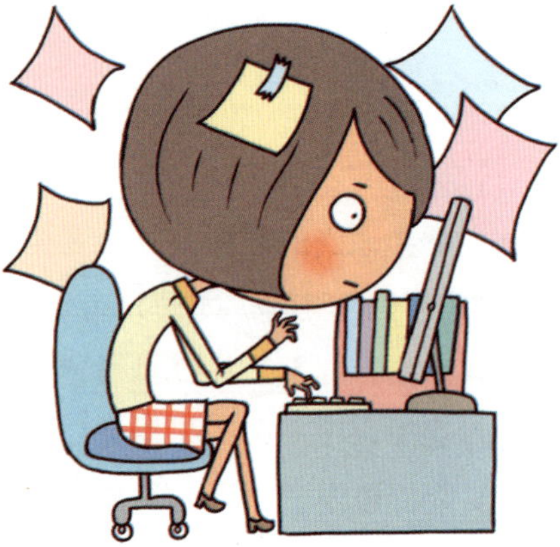

以下这些动作没有特别规定要做几次，每天只要有时间就提醒自己动一动（请于饭后一小时后再做），随时都可以停下来，但是左右两边要尽量都运动到。如果某一侧的肌肉训练较频繁，长期下来可能导致腿一边比较粗、另一边比较细哦！

伸展僵硬的肌肉，加速代谢和循环

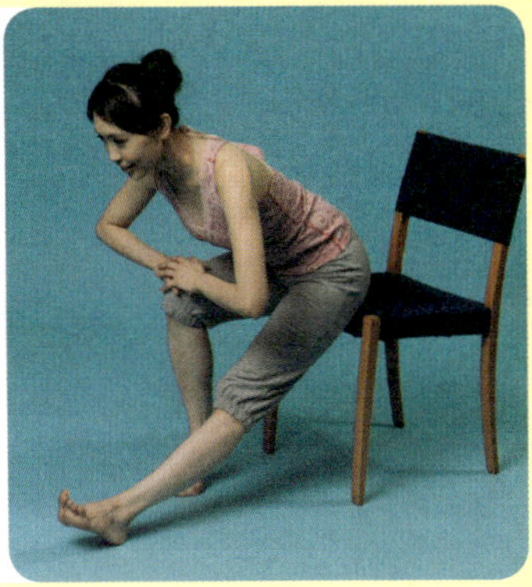

延展背部和腿部

作用 伸展后背、大腿及小腿后侧的肌肉，放松僵硬的下半身。

1. 椅子只坐1/3，左脚往前伸直，尽量将脚底贴在地板上。
2. 双手放在右大腿上，上半身慢慢向前倾，停留15秒～30秒。
3. 回到原本的坐姿，换另一边再做。

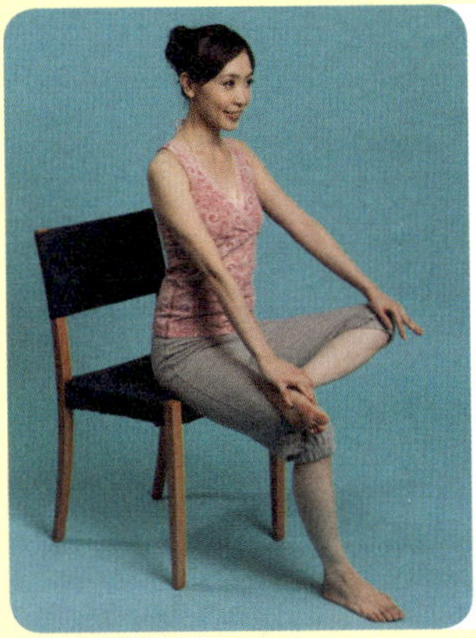

延展大腿外侧

作用 放松大腿外侧的肌肉，促进血液循环。

1. 在椅子上坐稳，身体保持挺直，将左脚放到右膝上方。
2. 左手慢慢下压左膝盖，右手扶住左脚踝，伸展左大腿外侧的肌肉。
3. 停留10秒后换另一边再做。

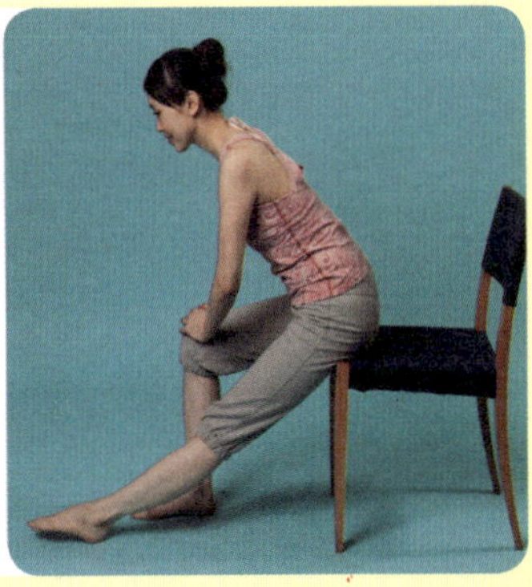

延展大腿后侧

作用 改善大腿后侧松松垮垮的情形。

1. 在椅子上坐稳，上身保持挺直。
2. 将右大腿往上抬，膝盖弯曲，双手环抱膝盖，尽量靠近胸口，脚板往上勾。
3. 停留15秒～20秒之后，换另一边再做。

随时随地保持名模姿态

一个人如果站没站相、坐没坐相，
很容易会有脊椎歪斜、骨盆错位的问题。
当身体处于不平衡的状态，没有用力的那一边会堆积脂肪，
而过度用力的那一边会变得比较健壮，
身材曲线自然不会好看。

为了支撑起挺直的骨架，肌肉就必须用力，一整天下来将近16小时的时间，我们都在锻炼自己的肌肉。换句话说，“保持良好姿态”获得的效果可能更胜于其他的塑身运动。所以，先来测试自己的姿势是否正确吧！

检测 你的身体站歪了吗？

首先，后背贴墙站立，照镜子或是请家人帮忙看都可以。检查后脑勺、肩膀、臀部、小腿肚以及脚踝这五个部位是否都贴在墙上。如果其中任何一处没有贴着墙，代表你的站姿可能是有问题的，不够挺直。

举例来说，长时间坐在办公桌前的人，会不由自主把肩膀往内缩，或是因为穿着高跟鞋而习惯膝盖弯曲，久而久之就会引起驼背、骨架歪斜的问题，这样的人贴着墙的时候，五个点没有办法都贴在墙上。

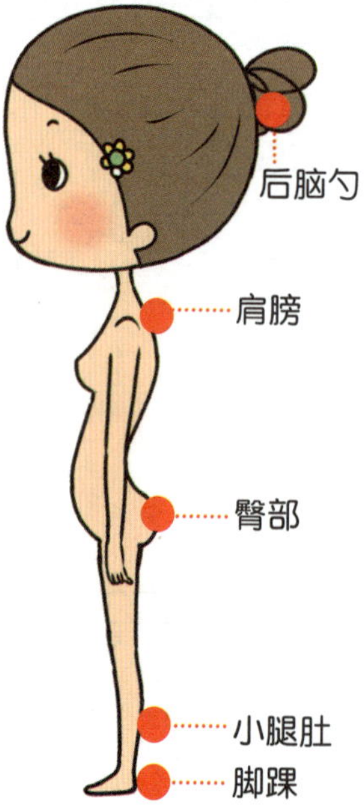

正确站姿让身形更修长

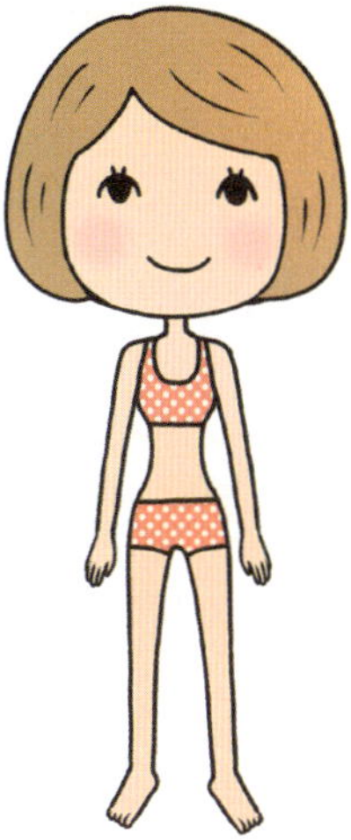

驼背的人容易变得虎背熊腰；经常站三七步的人，两条大腿粗细可能会不一样。正确站姿应该是从头到脚成一条直线延伸的感觉。

整个身体要平衡，不要歪斜，自然地抬头挺胸、收下巴、腰部挺直、收小腹、臀部往上提、双腿站直。重心放在两腿中间，不偏向任何一侧，双腿微微打开，与肩同宽。

良好坐姿让脊椎不歪斜

坐在椅子上时，习惯耸肩、肩膀往内收、弯腰驼背的人，通常肚子都会累积不少的肥肉，肩颈也特别容易酸痛；喜欢跷二郎腿，或是很长时间都“黏”在位子上不动的人，骨盆会渐渐变形或变大，下半身的循环不畅，所以越到下午双腿就越浮肿。

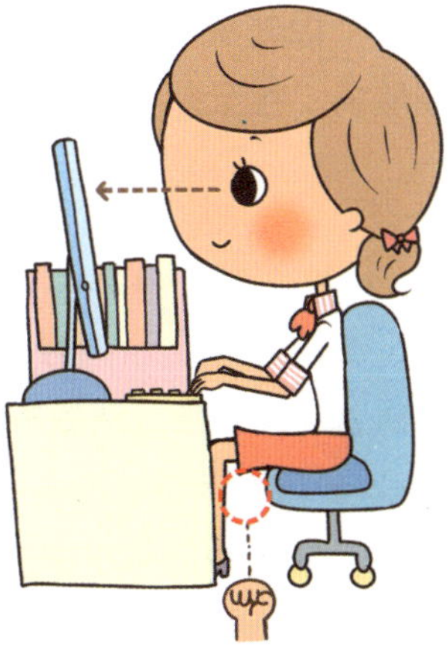

正确的坐姿应该是把椅子坐满之后，双腿自然弯曲，收小腹，背部轻轻靠着椅背，这样可以让重心有所支撑，腰不会那么酸，也不容易驼背。当脊椎处在正常曲线下，身体的状态也会比较好，可以减轻酸痛僵硬、代谢不良的问题。

最重要的就是要时时刻刻提醒自己，不能因为疲惫而让背部弯曲，必须尽量保持挺直，抬头挺胸。

每天动一动，调整歪斜骨架

骨架一旦歪斜，除了身体的代谢循环会受到影响，肌肉也会因为用力不均，进而出现局部肌肉僵硬，形成某些部位脂肪特别容易堆积的状况。如果歪斜的问题没有改善，怎么减也瘦不下来，建议你每天针对自己歪斜的部位，通过以下小动作来调整，恢复骨架的平衡，瘦身效果才会加倍。

（每组动作重复的次数，可依个人时间自行决定）

肩膀歪斜

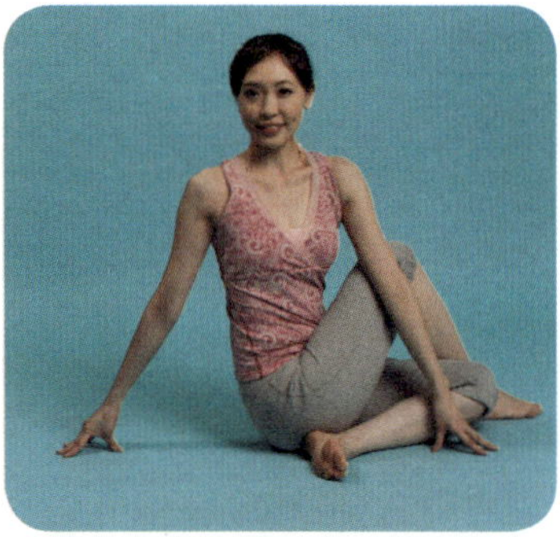

很多人因为长时间背书包或重物，导致两边肌肉用力不均，肩膀歪向一边。不但外观上不好看，肩颈也容易僵硬酸痛，甚至会影响心脏健康。

调整方法

步骤 1 两腿伸直坐在垫子上，背部挺直，右腿弯曲立起，跨过左腿，右腿脚踝靠着左腿膝盖，然后再将左腿弯曲。

步骤 2 用左手手肘顶着右腿膝盖，让上半身尽量往右后方扭转，持续10秒，再换另一边进行。

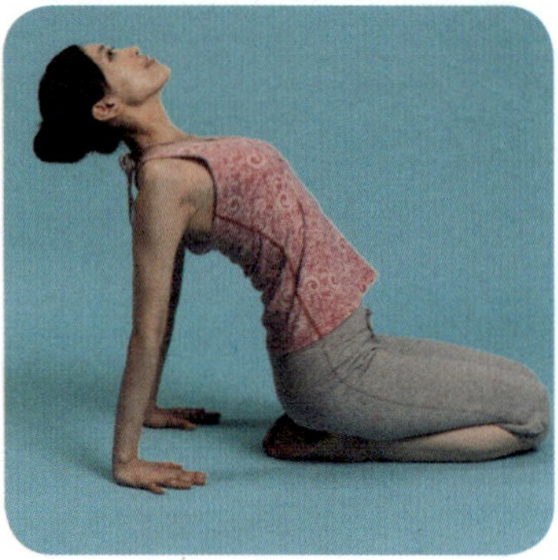

驼背

习惯驼背的人，通常是因为背部的

肌力不足或是不习惯出力，而让背部的赘肉越积越厚。不但容易感到疲惫，还有可能影响呼吸系统及胸腔器官的功能。

调整方法

步骤 1 跪坐在垫子上，两手往后，放在臀部两侧后方约5厘米处，掌心贴地，手指朝向前方。

步骤 2 手用力撑地，挺起上半身，缩小腹，感觉头部、肩膀、腹部成一条直线向后上方延伸，持续10秒。

脊椎不正

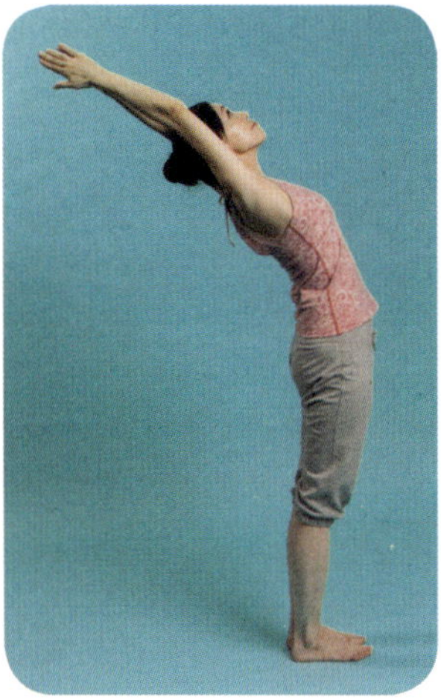

除了先天的因素之外，大多数的人都是因为长期姿势不良而造成脊椎不正。可能会出现肩颈僵硬酸痛、胸闷、呼吸不顺等症状，如果置之不理，脊椎不正可能演变成脊椎侧弯，严重的话甚至需要开刀矫正。

调整方法

步骤 1 身体站直，手臂往上延伸，放在耳朵两侧。两手掌心贴合，手肘尽量不要弯曲。

步骤 2 头微微往上抬，眼睛看天花板，感觉身体向上延伸，伸展你的脊椎，持续10秒。

骨盆前倾

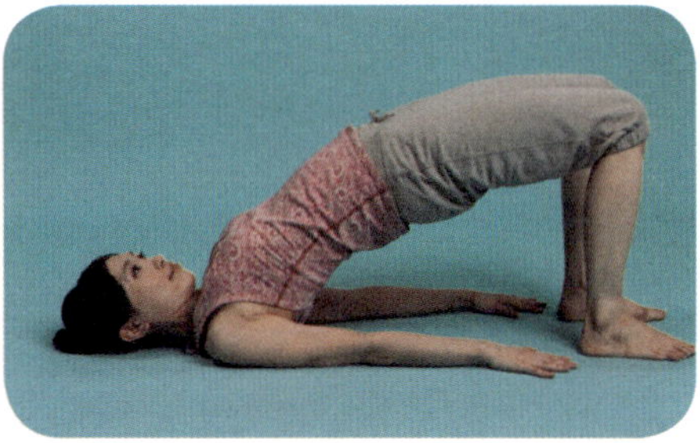

站姿不良、重心偏离、常穿高跟鞋的人，容易有骨盆前倾的问题，走起路来像唐老鸭一样。腰椎弧度过大，导致腰部酸痛、上腹凸出、大腿肌肉僵硬、臀部过大或下垂。

调整方法

步骤 1 身体平躺在垫子上，膝盖弯曲，双脚平行朝向正前方，双手放在身体两侧，掌心贴地。膝盖不超过脚趾头。

步骤 2 从臀部开始，沿着脊椎一节节往上提起，腰、腹、臀都要用力，直到肩膀、臀部与膝盖成一条直线（肩膀不离地），持续10秒。

骨盆后倾

很多人喜欢懒懒地窝在沙发里，但是这种不良的坐姿有可能造成骨盆向后倾斜，以至于下腹部凸出、肌肉松软无力。

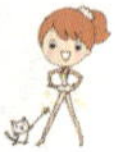

调整方法

步骤 1 双手叉腰，双腿前后打开，后方腿跪地，前方小腿与膝盖约呈120度。

步骤 2 慢慢将臀部往前推移，骨盆往下沉，直到前方腿小腿与膝盖变成90度，持续10秒，然后换另一边再做。

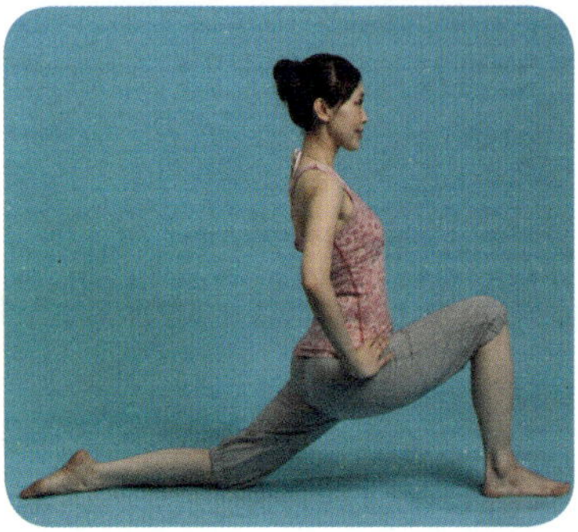

O型腿

习惯盘腿、走路姿势不良、脚掌外八，将导致过度使用外侧肌肉，髋关节外旋而形成O型腿。这样的腿形除了外观不好看之外，通常膝关节内侧的压力也会比较大，膝盖功能容易退化。

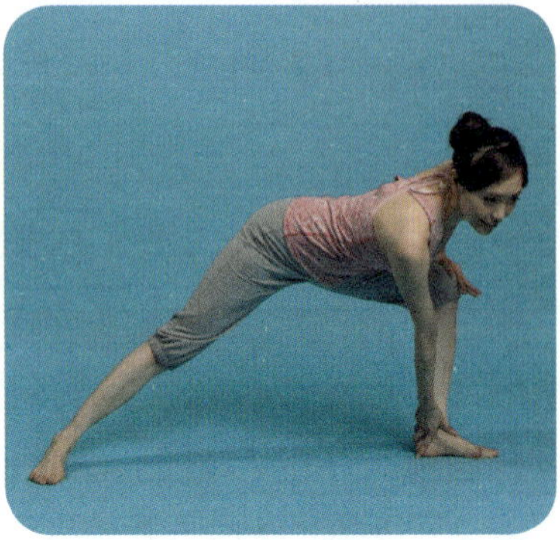

调整方法

步骤 1 双腿打开，脚掌往外转45度，背部挺直。

步骤 2 左腿呈弓箭步，右腿伸直。重心放在左脚，左手撑在左膝盖上，右手去拉左脚踝，感觉右腿内侧与后侧的肌肉被拉长，持续10秒，然后换另一边再做。

X型腿

X型腿通常是因为髋关节过度内旋、走路内八所造成的。这类型的人不论站或坐都习惯把膝盖往内转，才会觉得比较舒适，但时间一长就会导致臀部与大腿外侧肌肉紧绷，臀部变得又大又下垂。

调整方法

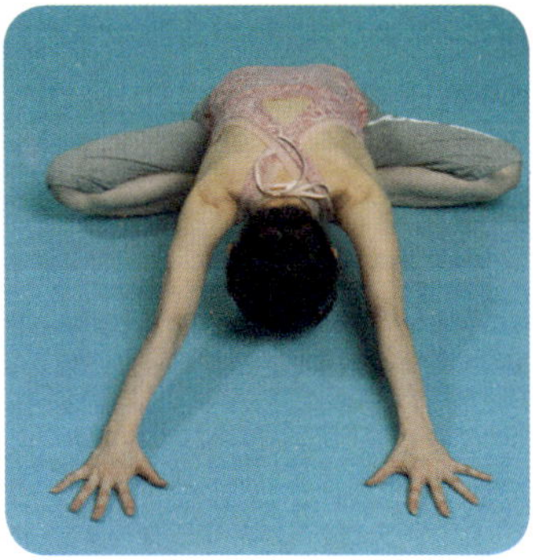

步骤 1 坐在垫子上，膝盖弯曲，脚底互相贴合。

步骤 2 上半身尽量向前趴，两手伸直放在头部前方的地板，感觉大腿外侧与鼠蹊部（腹股沟）的肌肉被拉开，持续10秒。

脚掌内外八

正常来说，我们下半身的骨架从髋关节、胫骨，一直到脚底，应该都是要朝向正前方的。如果任何一处内旋或外旋，时间一久，就会导致双脚出现内八或外八的症状，最后连腿也跟着变形。

调整方法

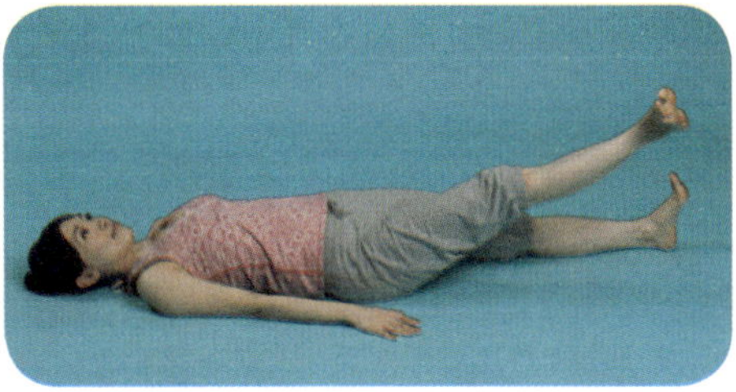

步骤 1 平躺在垫子上，两腿伸直。

步骤 2 抬起一只脚，约与地面成45度角，内八的人脚掌要往外画圈，外八的人则是要往内画，左右各画10圈。

尽量多走路、爬楼梯，要瘦就要不怕累！

女性腿部肌肉松弛的原因，大多都是因为缺乏运动，导致肌肉锻炼不足、脂肪含量过高。事实上，并不是一定要额外抽出时间运动才能瘦，只要姿势正确，光是养成走路跟爬楼梯的好习惯，就可以让肌肉变得更加紧实。

走路姿势正确才能有效消耗热量

所谓“走路塑身”，并不是急急忙忙走很快就可以（这样可能导致心跳过速、吸收氧气不足），而是要慢步走，保持正确的姿势，搭配深度呼吸。如此一来，不但能够有效消耗热量，还能训练心肺功能，加速血液循环。

良好的走姿应该是充满活力的，抬头挺胸、收小腹、两眼直视前方、手臂自然摆动（摆动弧度不可过大）、膝盖尽量伸直。重心放在两腿之间，步伐要稳健、不要太急。跨出每一步时，脚跟先着地，重心由脚跟慢慢移往脚尖。跨步距离适中，不宜过大或过小。

爬楼梯时整个脚掌都要踩实，再接着走下一步，须避免踮着脚尖爬楼梯，或是脚掌几乎一半都露在台阶外，否则小腿肌肉容易变得粗壮，也容易踩空或扭伤。偶尔可以试着一次踏两个台阶，加强训练臀部与大腿的肌肉群，但速度一定要放慢，以免发生危险。

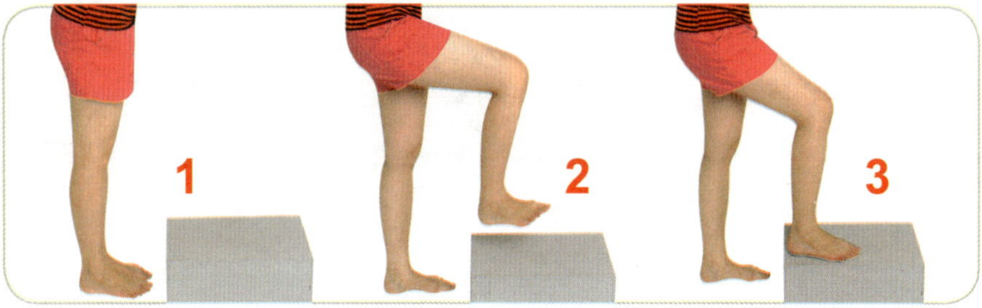

第三章

让牛仔裤不再紧绷的瘦大腿瑜伽

只要"收紧+延展"，

"胖胖腿"就会明显变细了！

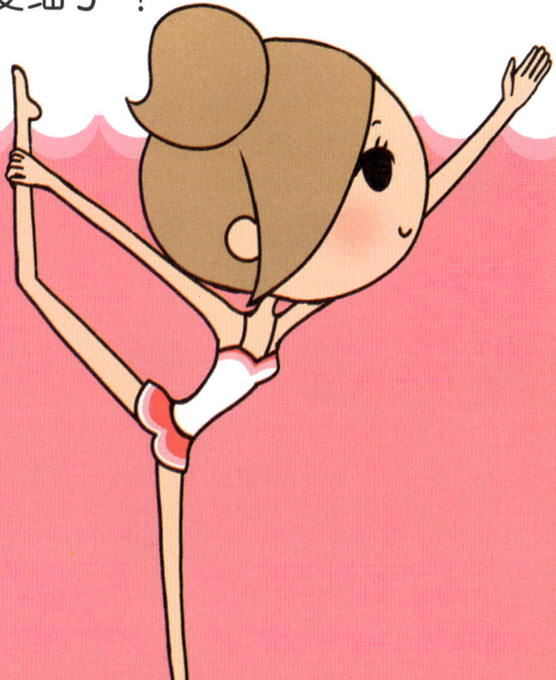

全方位瘦腿动作，轻松完成美腿梦想

为了方便大家练习，本书共设计了约60种体位法，
并且示范了经典动作、高阶动作与替代动作，
配合辅助工具（如瑜伽砖、拉带、瑜伽枕等），
同时搭配书中的DVD教学与老师一起练习，
让你轻松地完成瘦大腿的梦想。

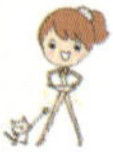

“瘦大腿瑜伽”动作设计

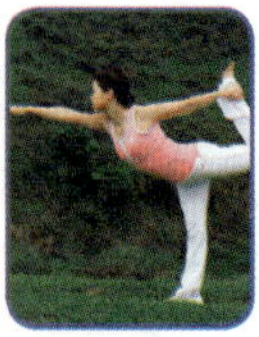

杨文莹

多年前接触瑜伽因而改善长年伏案写作引起的诸多职业病，从此钟爱瑜伽所带来的身心灵体验，致力于推广把竿瑜伽，希望结合各式瑜伽辅具使课程更加丰富有趣，同时帮助更多人安全、正确地练习。

经历

千晶美媚瑜伽负责人。十余年来不断进修提升，获得多项教学认证，目前接受严格的艾杨格（Iyengar）师资训练。

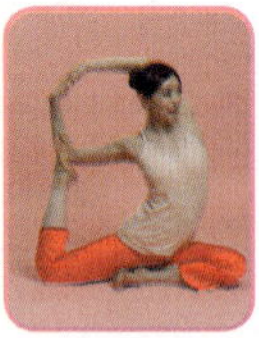

蔡雅淇

青少年时期便学习瑜伽近两年，后因溜冰意外事故使腰椎受伤而不得不中断练习。九年前，重启瑜伽练习之门，改善了从小体弱多病和腰椎伤痛所带来的困扰，决定以瑜伽为事业。善于结合舞蹈与伸展操创造出变化多端的瑜伽体式，现为千晶美媚瑜伽专职老师。

师资认证

1. 2011年 美国瑜伽国际联盟
2. 2007年 舞动瑜伽提斯师资结业
3. 2006年 中国台湾瑜伽协会瑜伽师资班毕业

Q：大腿的脂肪该如何消除？
A：每天做瘦大腿瑜伽操，终结“胖腿生活”！

简单地说，我们的大腿肌肉包括了前侧、后侧、内侧与外侧，这些肌肉群包覆着大腿骨，凭借收缩和拉伸来牵引骨骼运动。大多数朋友因为错误的生活习惯及姿势，身体通常并不处于正位；站姿方面可能出现三七步、脚底板的重心较偏于内侧或外侧，长此以往，因为姿势不正确，导致肌肉群施力不均匀，容易造成大腿内侧过度肥胖、外侧出现一坨“马鞍肉”、前侧肌肉过度发达壮硕、后侧一层又一层厚厚的橘皮组织等等现象。

检查自己的大腿是否出现以上的情况，有吗？不用惊慌，赶快一起练习瘦大腿瑜伽。大腿多余的肉代表着该处堆积过多脂肪，形成的原因大多为饮食过量、缺少运动等。通过瘦大腿瑜伽的各式体位，让大家跟“四大胖腿魔王”：水肿腿、壮壮腿、歪斜腿、肉肉腿说再见！

Q：瘦大腿瑜伽操为什么可以瘦大腿？
A：收紧、延展2个步骤，为大腿做肌肉按摩！

瘦大腿瑜伽利用了肌肉的拮抗作用（详见下页注），如前弯动作，让大腿前侧肌肉收紧以伸展后侧肌肉；后弯动作，可收紧大腿后侧肌肉使前侧肌肉得以延展，不同方向的抬腿动作可以紧实或延伸内侧与外侧的肌肉。简单说来，同一处的肌肉，凭借不同的体位使得它一下收紧，一下延展，就好像为大腿做按摩一样，可使肌肉紧实有弹性，不但能让大腿瘦下来，还可以锻炼出匀称美丽的线条。

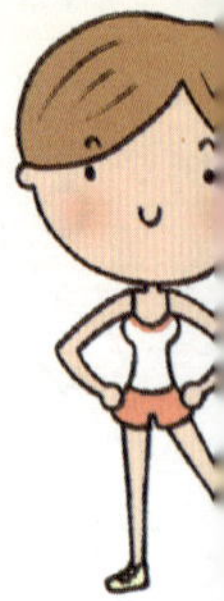

注

拮抗原理，主要是指在同一个动作中，一边的肌肉收紧，另一边则被拉长。肌肉附着在骨头上，当肌肉收缩时，便会牵动骨骼而产生动作；而人体的动作都是依靠两两成对的肌肉同时收缩或伸展。举例来说：收缩三头肌，同时二头肌会延展，即可达到手臂伸直的目的。

肌肉这种两两成对、运动时互相配合的情形，叫做拮抗作用。利用拮抗的原理运动5秒，能达到用一般的动作做10秒钟的效果，因此瘦大腿瑜伽就是利用了这种原理，使肌肉在短时间内收缩和延展，达到按摩大腿的效果。

Q：练习瘦大腿瑜伽时，该如何调整呼吸？
A：伸展吸气，收缩吐气，燃烧脂肪更快速！

为了雕塑美丽的曲线，当然要付出代价。有些较高阶的体位法，势必让你的腿发抖、发酸，甚至有着火的感觉。在练习瘦大腿瑜伽之前静坐3～5分钟，只要舒服地坐着，保持自然吸吐即可，让心情及肌肉达到放松的状态。

留意呼吸的速度与频率，将静坐时的呼吸规律带入接下来的瘦大腿瑜伽。通常在肢体伸展时吸气，收缩时吐气，过程中如果发现呼吸变得急促，便可降低练习的强度。你可以依照书中的建议，采用简易动作或高阶动作，让整个练习过程是流汗并愉悦着的。

大腿紧绷·壮壮腿

放松大腿前侧的僵硬肌群

动作1 鹫式

DVD示范

开始 **右脚跨过左脚后，半蹲**

站姿，双脚并拢，右脚跨过左脚，右小腿往后勾住左小腿，膝盖微弯，两手手肘相叠之后，弯曲掌心相对，左脚平衡后稳定骨盆，将躯干往头顶延伸，停留3～5个呼吸。

1

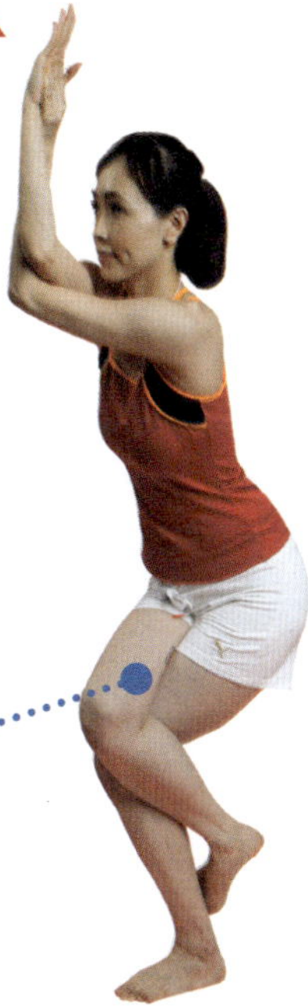

注意》

大腿内侧要特别出力，才能让双脚重叠在一起。

动作要点

替代动作

右腿跨过左脚后，如果没有办法勾到左小腿后侧，可以轻轻地紧贴在左小腿旁，或者将右脚尖贴地，双手合十，注意力放在腿部，感觉大腿内侧收紧，可以同时矫正O型腿。

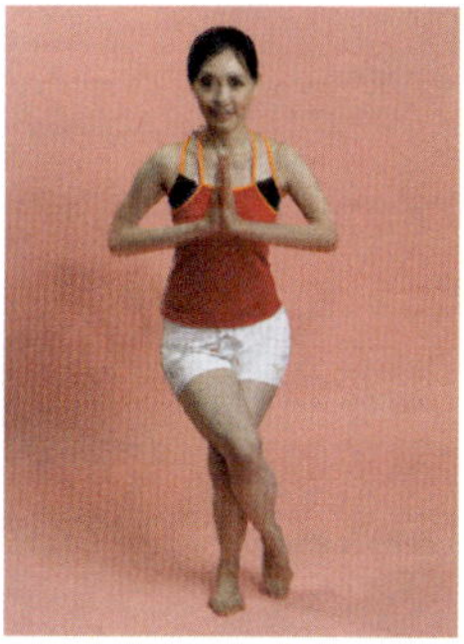

动作2 跪姿拉脚

开始 预备动作

1

右膝下方垫瑜伽枕或厚毛巾，左手放左膝上，右手放在腰上，不要驼背。

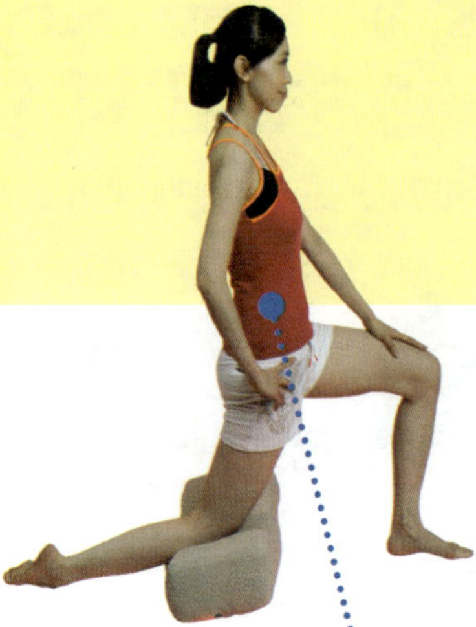

注意» 腰部挺直，身体向上延伸。

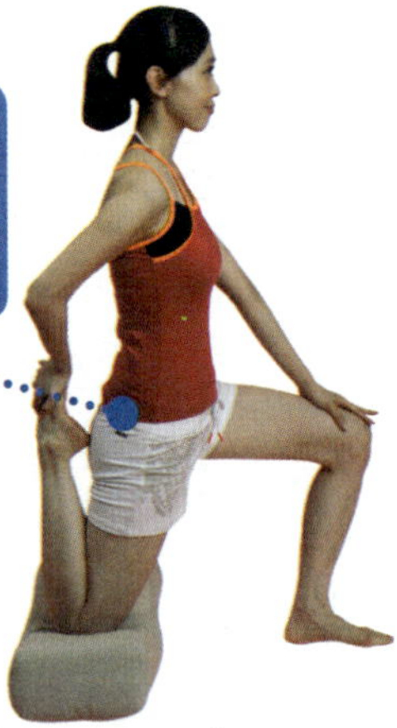

注意» 身体保持稳定，不要扭转骨盆。

2

脚跟拉近臀部

吸气，右小腿弯曲，右手往后抓住右脚尖，吐气，背挺直，将右脚跟拉近臀部，停留3～5个呼吸之后，换另一边练习。

动作要点

有效延展大腿前侧肌肉

此动作可以延展大腿前侧肌肉，对减少膝盖脂肪也有帮助。右小腿弯曲时，想象你的膝盖向地面延伸，尽量让右脚跟贴住臀部，让大腿前侧肌肉有更深层的拉伸，左大腿也要出力，全身的力量平均在两脚间，不可以只把重心放在其中一只脚上哦！

美腿·翘臀

骨盆歪斜·肌肉僵硬

软化过度结实的壮壮腿

动作1

溜滑梯式

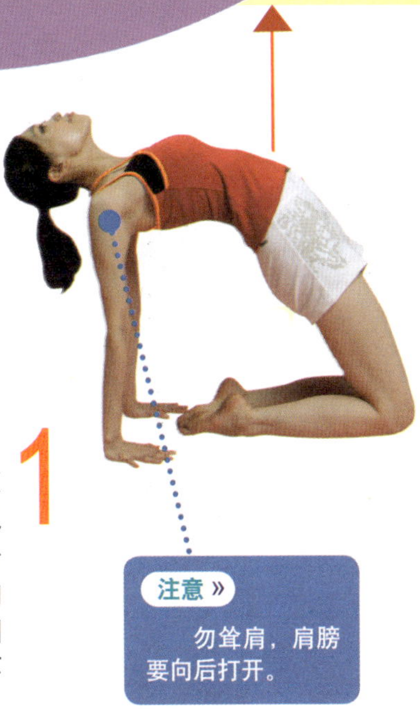

开始 臀部向上提

1

跪姿，背挺直，臀部坐在脚跟上，双手放在臀部后方的地板上，手掌贴地，双手撑住身体。吸气，尾骨下卷，让骨盆向上提起，臀部离开脚跟，视线朝向天空，延伸躯干，手臂伸直不锁死，停留3～5个呼吸。

注意»

勿耸肩，肩膀要向后打开。

动作要点

替代动作

如果身体向后弯时，手没有办法碰到地板，可以放两块瑜伽砖在臀部后方，双手放在瑜伽砖上，臀部离开脚跟向上提，骨盆抬得越高，大腿前侧肌肉延展越深，可收紧臀部、大腿后侧及腹部肌群。

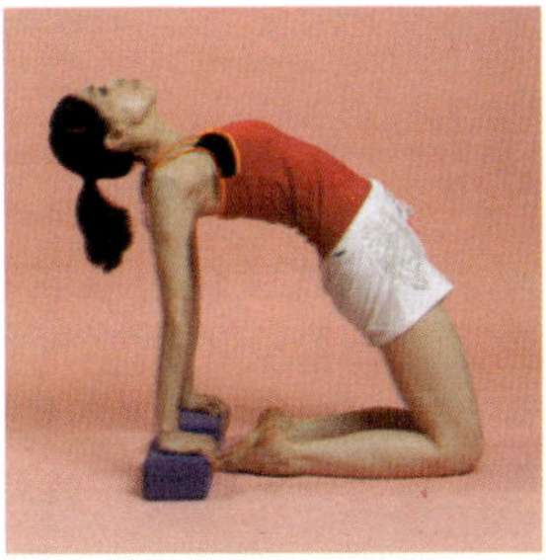

动作 2

门闩式变化式1

开始 1

右脚向右边大跨一步

膝盖跪在垫子上，背挺直，右腿向右边跨出一大步，左膝盖与右脚尖平行，左手放腰上，右手轻放在右大腿上，视线看正前方。

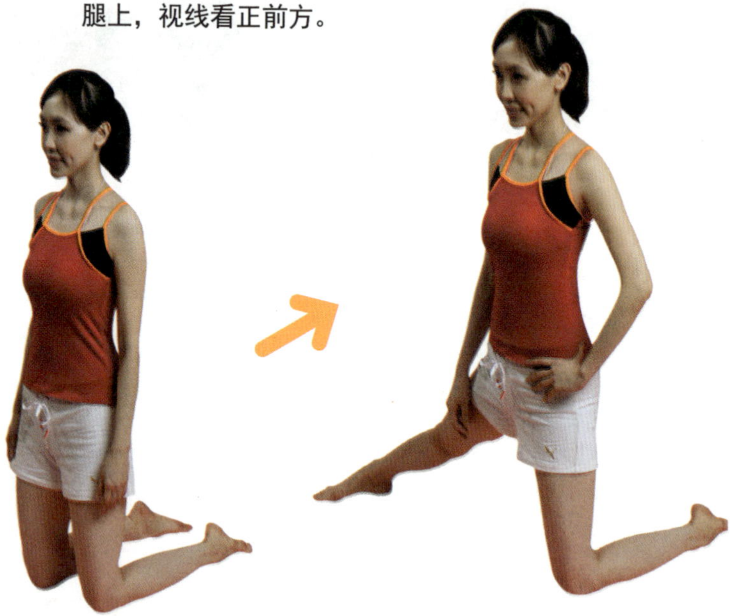

动作要点

向后弯时，身体要用对力

门闩式变化可以收紧骨盆，也可以强化核心肌群。腿肌无力紧绷的人，臀部会不自觉地往后压，因此后弯时一定要先将尾骨向内卷，臀部向下，用大腿和腹部的力量，如果勉强向后弯腰，会挤压到腰椎。骨盆保持稳定，这样才不会伤害到腰椎、脊椎。

2 身体和双手向后延展

吸气，脊椎挺直向上延伸，右手往上延伸，吐气，骨盆向前往上，身体向后弯，使躯干向后延展。左手抓左脚跟，右手向后延展，停留3～5个呼吸，返回双膝跪地，换另一边练习。

注意 »

如果觉得腰痛，代表动作做错了哦！

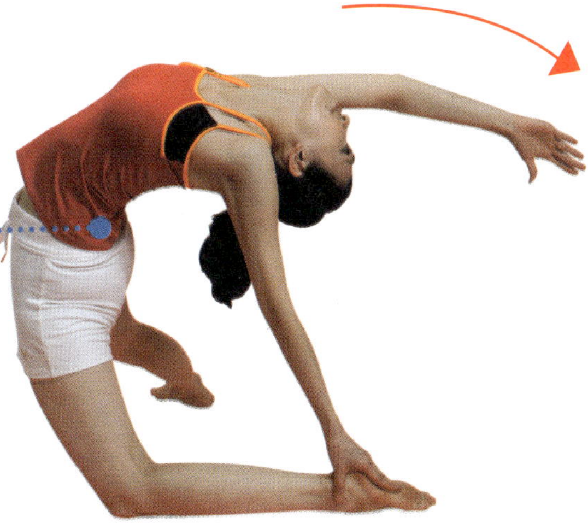

动作要点

替代动作

如果你的左手没办法碰到脚跟，可能是后背的柔软度不够，可以将瑜伽砖放在左小腿外侧，身体后弯，右手往后延展。后弯时记得卷尾骨，让臀部向下之后再后弯，腹部和腿部都要出力哦！

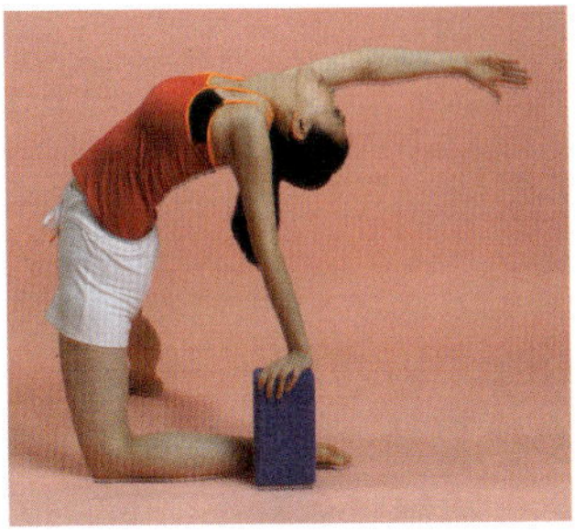

下肢循环不良·肉肉腿

促进淋巴循环，排除体内毒素

动作 1

开始

站姿开胯

预备动作

1 站姿，双脚并拢，重心放在左腿上，吐气，右腿弯曲，右手扶住膝盖，慢慢地将膝盖靠向身体，左手放在腰上。

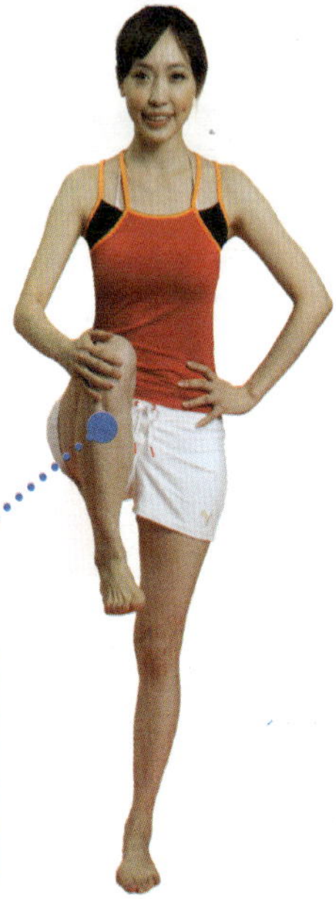

注意》

稳定左腿后，再将右腿膝盖弯曲。

动作要点

稳定重心，加强平衡

站姿开胯延伸大腿内侧到膝盖的肌肉，也能伸展髋关节，促进淋巴循环。做动作时，需要先稳定脚的重心，记得后背要时刻挺直，如果身体晃动，可能会造成骨盆倾斜，可以先试着单脚站立，找到平衡之后，再继续做动作，同时也可以加强身体的平衡感。

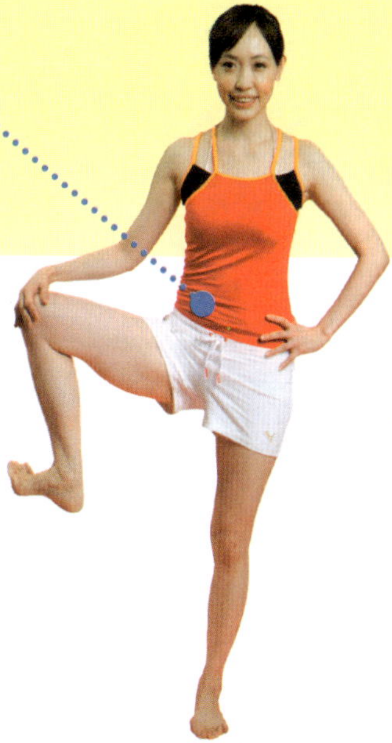

注意 »

腰部挺直，身体不要左右晃动。

2 右腿向外打开

右腿朝右打开，打开的幅度可视个人髋关节的柔软度而定。尽量将膝盖抬高，停留3～5个呼吸后，右腿回到身体正前方，将脚慢慢放下，回到预备姿势后，换另一边。

动作要点

高阶动作

柔软度还不错的人，可以在预备动作之后，右手抓住右脚的大脚趾，吸气，将右腿往前伸直，吐气，慢慢将右腿带到右侧，停留3～5个呼吸。

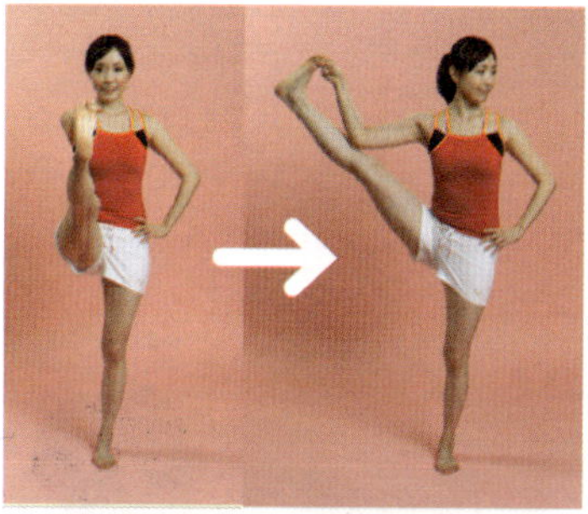

替代动作

你也可以利用宽布带，将它套在右脚掌上，吸气，右腿向前伸展，吐气，慢慢带到右侧，停留3～5个呼吸。如果腿没办法伸直，膝盖可以稍微弯曲，一样可以延展大腿后侧的肌肉。

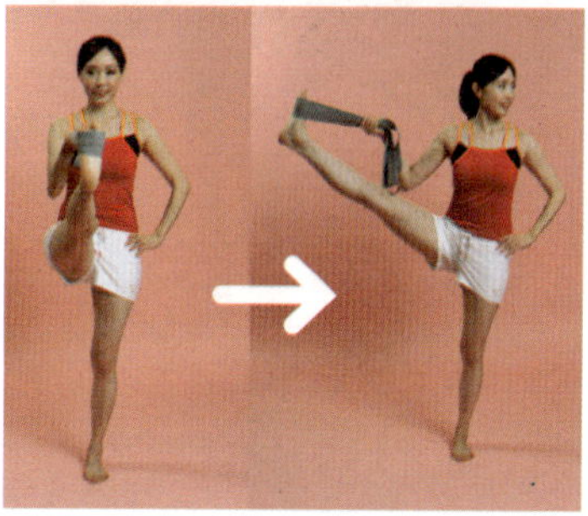

骨盆歪斜 · 久坐族

让越坐越大的骨盆回归正常

动作 1

牛面式

开始 预备动作

四肢跪姿，手腕在肩膀正下方，手掌贴地，双腿膝盖并拢，脊椎向头顶延伸。

1

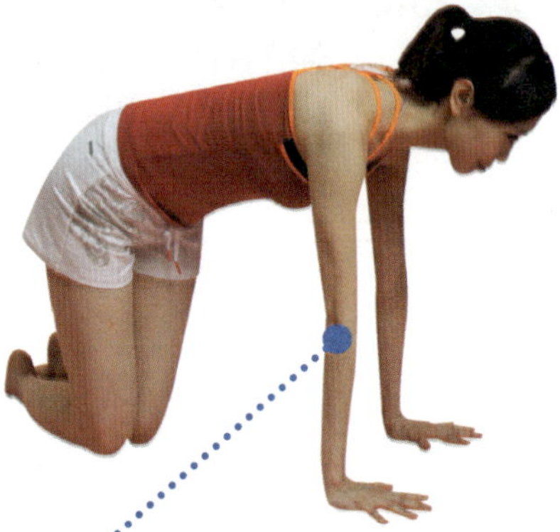

注意 »

勿塌腰，手肘勿弯曲。

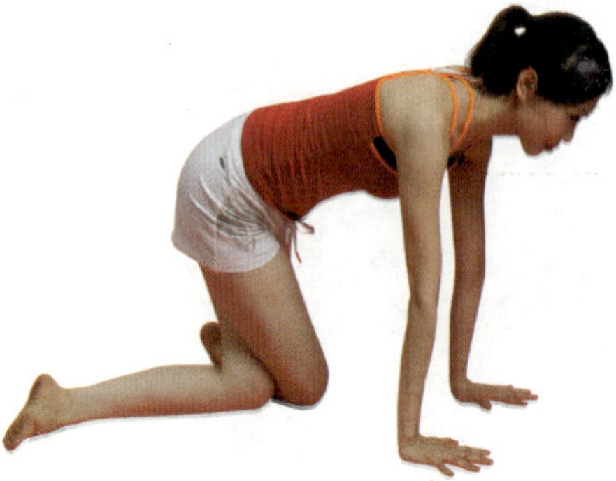

2

两腿互叠交叉

右腿在前，左腿在后，双腿膝盖交叠，接着将小腿往左右各移一小步。

注意»

背部和地面保持垂直，腰部挺直不驼背。

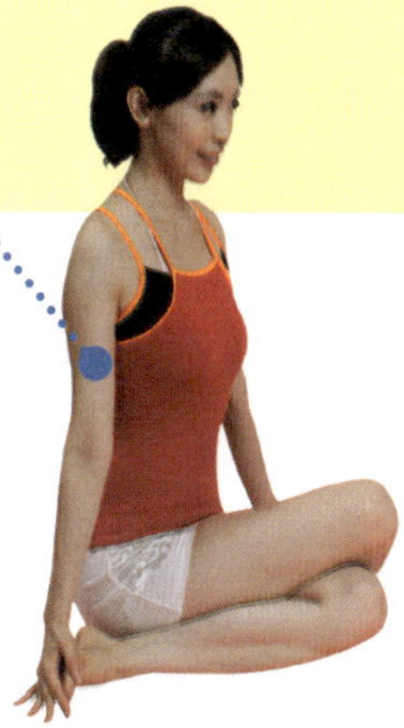

3

臀部向下坐

臀部向下坐在垫上，膝盖交叠在一起，躯干保持在骨盆正上方，脚跟靠近臀部，双手放在脚底，视线朝前方，停留3～5个呼吸。

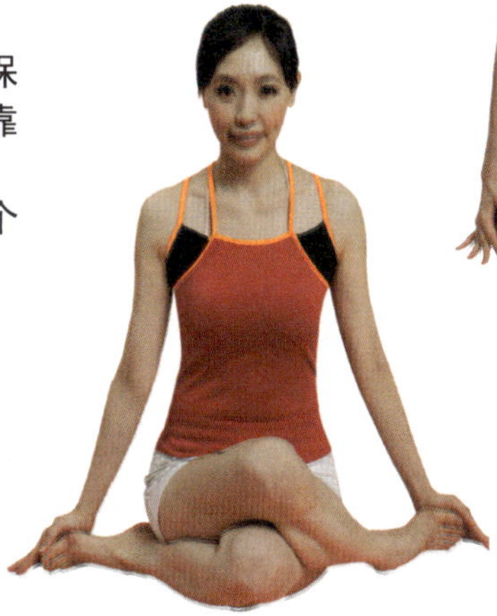

动作要点

替代动作

有些人大腿肌肉较紧绷，臀部无法坐到地板上，可以在臀部下方放置瑜伽砖。牛面式动作可以调整歪斜的骨盆，还可以伸展脚踝、大腿肌肉和臀部。

做动作时，背部要时刻挺直，这样不仅可以改善驼背，还可以减少膝关节的脂肪。脚跟尽量靠近臀部，让腿部肌肉有更多的延伸，你的腿部线条就可以更漂亮哦！

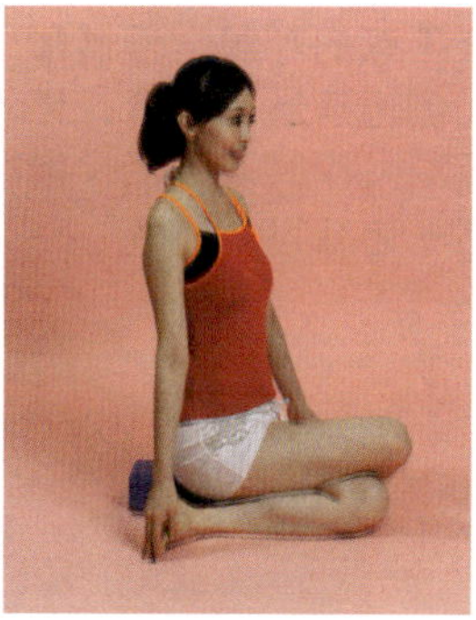

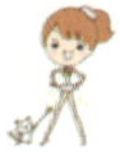

动作2 丁字步

1

开始 **预备动作**

站姿，双脚打开与臀部同宽，背挺直，左腿跨过右腿，膝盖叠在一起，骨盆尽量保持不歪斜，双手放在腰上。

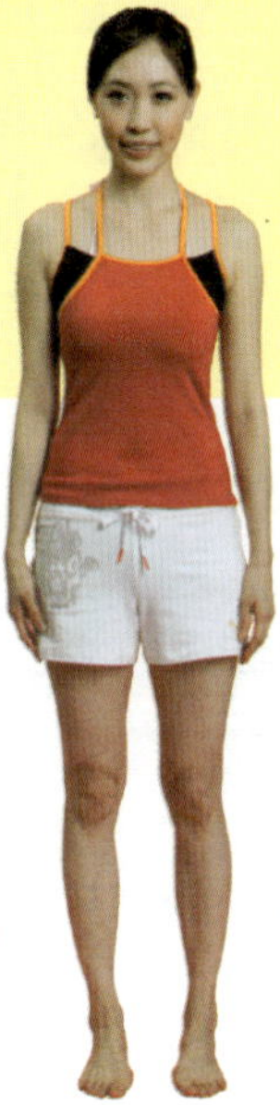

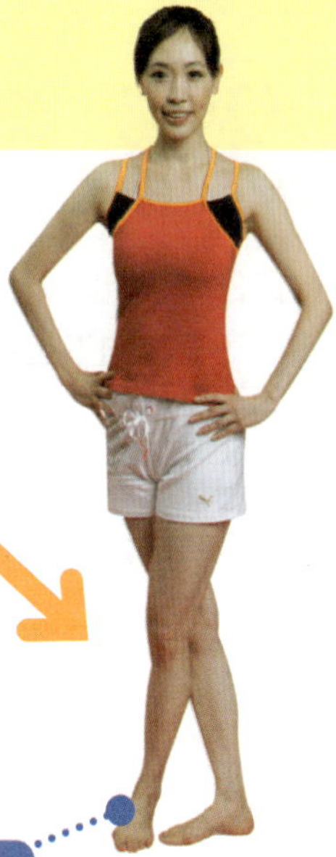

注意》

右脚横放与左脚呈一个“丁”字。

2

身体侧向左边

吸气，躯干向上伸展，右手顺势提起，吐气，身体侧向左边，配合平顺的呼吸，慢慢加大侧边延展的幅度，停留3～5个呼吸之后，换另一边练习。

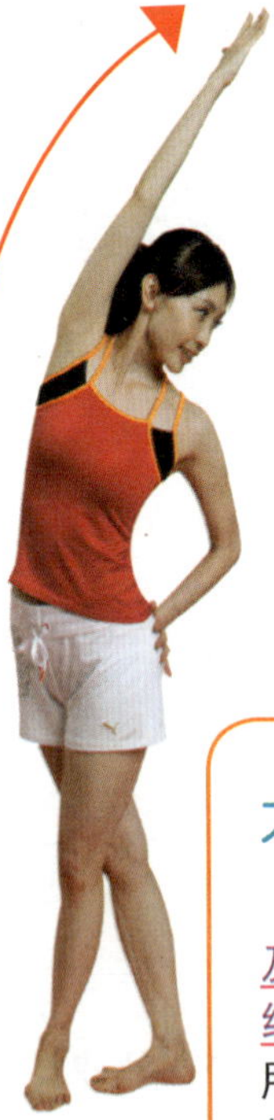

动作要点

大腿内侧要用力

丁字步动作可以伸展手臂及后背部，可以修饰腰侧的曲线。侧向右边时，大腿的内侧要用力，双脚的膝盖才可以叠在一起，膝盖不要弯曲，尽量伸直拉长，将骨盆提起，对于矫正歪斜的骨盆，有很大的帮助哦！

大腿松软·小腹婆

改善松垮无力的“肉肉腿”

动作1 金字塔

1

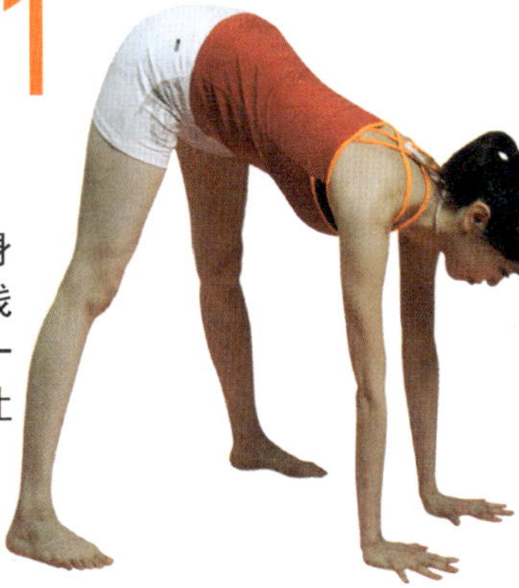

开始 身体向前弯，手掌贴地

站姿，双脚打开与臀同宽，吸气，躯干向上延伸，吐气，身体向前弯，双手手掌贴地，视线看地板，停留3～5个呼吸。每一次吸气，两腿出力稳定骨盆，让上半身向前延展。

动作要点

替代动作

做动作时大腿前侧也要出力，可以雕塑完美的腿部线条。练习中虽然是把双腿伸直，但是不要过度地将膝盖向后顶，膝盖骨要向上提，大腿也要出力以保护膝盖。

有些人的大腿比较紧绷，可以借助两块瑜伽砖完成动作，身体向前弯时，双手放在瑜伽砖上，感受大腿后侧的伸展。

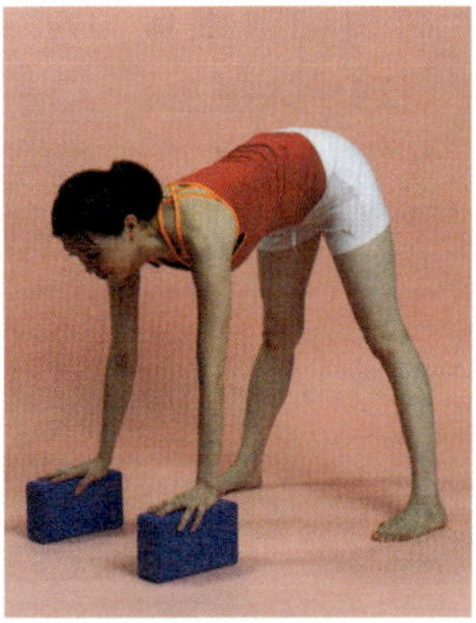

动作2

反向英雄式

开始

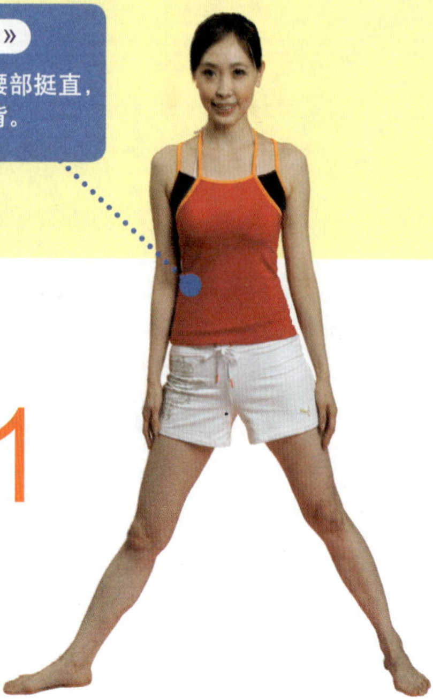

注意》

腰部挺直，不驼背。

右脚向外转90度

1

站姿，双脚与臀部同宽，右脚向右跨一大步，脚尖向外转90度。

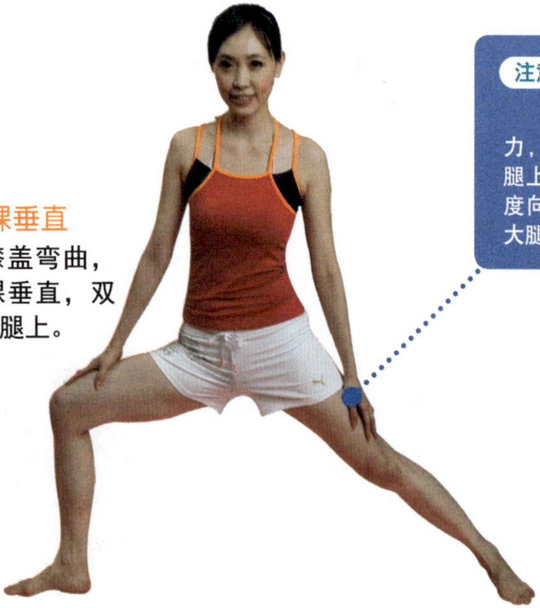

2

膝盖与脚踝垂直

右腿膝盖弯曲，右膝与脚踝垂直，双手轻放于大腿上。

注意》

大腿要稍微出力，双手轻放在大腿上即可，不要过度向下压，以免对大腿造成压力。

3 右手朝上延伸

先将双手分别向左右延伸，吸气，右手向上举起后向左延伸，左手轻放左腿上，视线朝斜上方看，维持自然平顺的呼吸，停留3～5个呼吸，双手放下，身体回正，换另一边练习。

注意 »

每一次吸气，都要持续延展上半身，训练侧腰的力量。

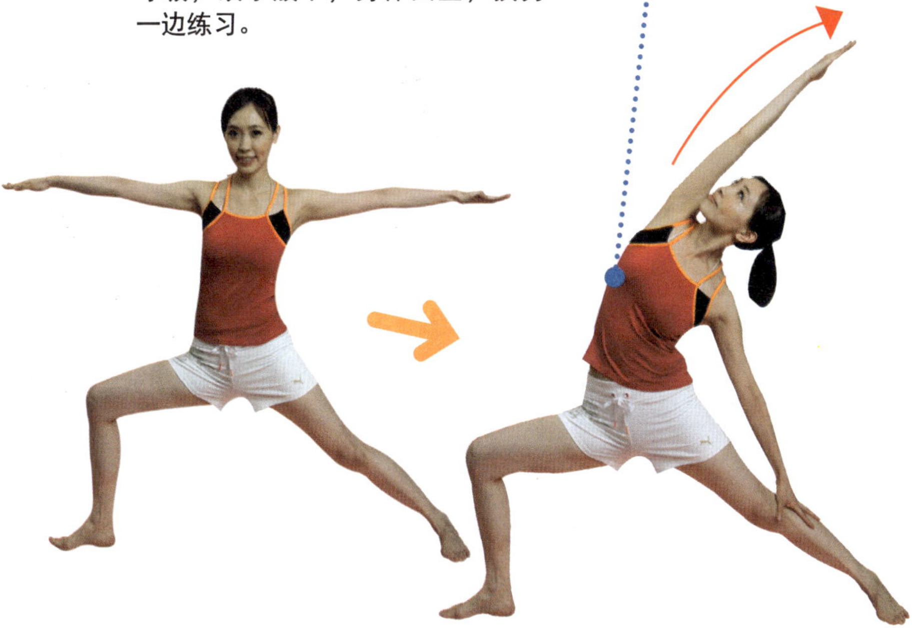

动作要点

双腿平均出力

反向英雄式可以增加大腿的肌耐力，也会让你的大腿线条越来越漂亮，还能有效地减少腰部脂肪。手放在大腿上时，不要用力压膝盖，单手轻碰才不会对膝关节造成压力。做动作时，两腿要平均出力，不可以将力量集中在一条腿上。

下肢循环差·腰粗

加强下半身循环，气血不淤塞

动作 1

船式扭转

开始 双腿置于椅子上

坐姿，背挺直，身体前方放椅子，双腿放在椅子上，双手轻放在臀部旁。

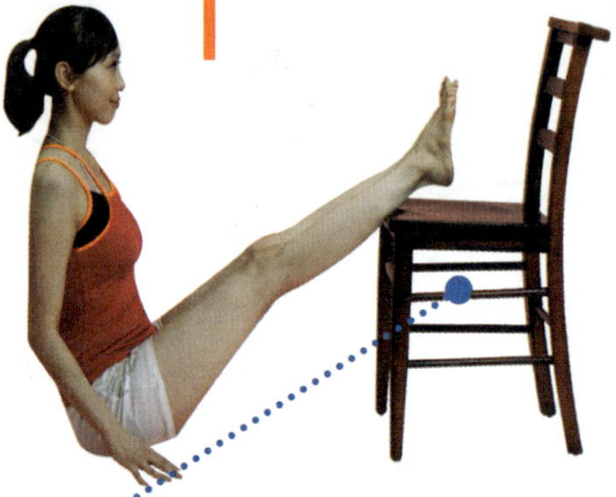

注意»

椅子不要太矮，高度约40厘米~50厘米的最佳。

动作要点

扭转时，腹部要用力

船式扭转可以加速下半身的循环，扭转时需要靠侧腹的力量，所以腹部要用力，脊椎也要向上延伸，可以让腰际线条变得更明显。双脚上抬时，如果大腿肌肉比较紧绷，可能没有办法伸直，所以膝盖可以微微地弯曲。

2 身体向右扭转

吸气，脊椎向上延伸挺直，吐气，腹部用力，视个人柔软度尽量将身体慢慢向右扭转，停留3～5个呼吸，身体转回初始位置，换另一边练习。

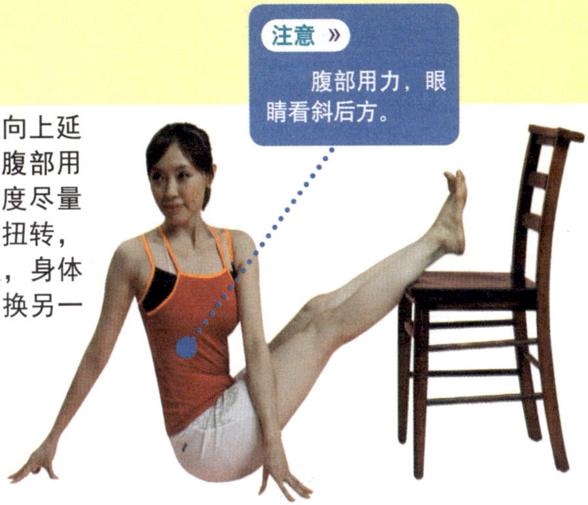

动作要点

高阶动作

1. 腹部较有力量的人，可以试着将椅子拿开，吸气，双脚离开地板，小腿与地面平行，双手放在膝盖上。
2. 吐气，小腿往上伸直与地面呈45度，手臂伸直与地板平行，视线朝向正前方，勿驼背，腹部用力将腰部撑直，停留3～5个呼吸。

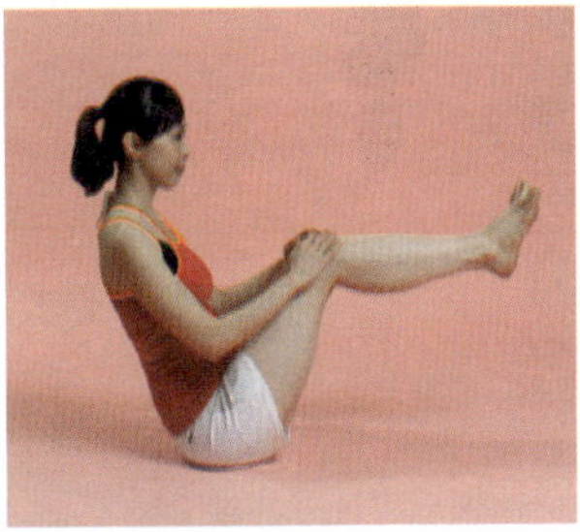

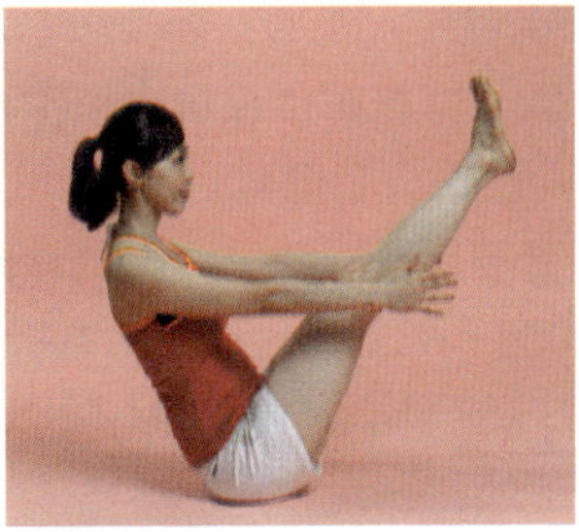

动作 2

门闩式简易版

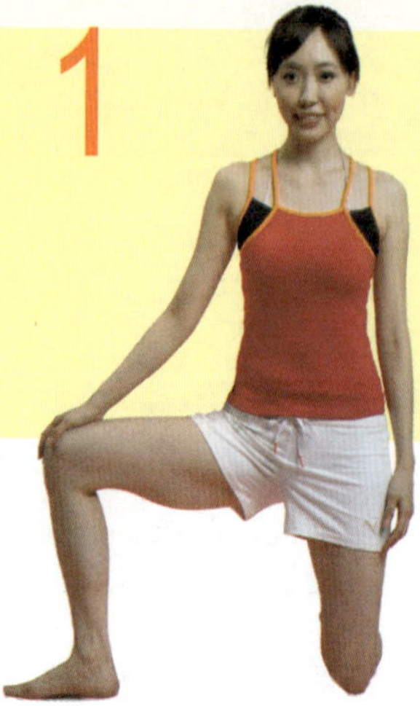

1

开始

膝盖与脚踝垂直

跪姿，膝盖打开与臀同宽，右腿向右打开，右膝与脚踝垂直，左膝与右脚跟对齐，右手放在右膝上。

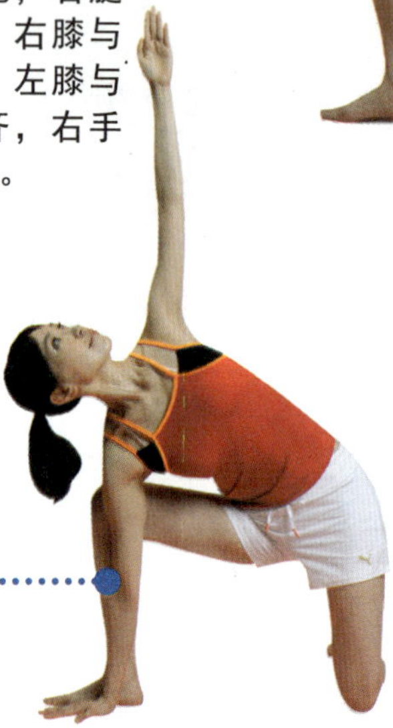

2

手臂推膝盖

左手朝天空延伸，吸气，右手向上提起，吐气，身体朝右方延展，使右手置放于右脚内侧，停留3～5个呼吸后，身体回正，换另一边练习。

注意 »

利用右手臂推右膝盖，不让右膝向内倒，会感觉到右大腿内侧肌肉延展！

动作要点

高阶动作

门闩式简易版可促进淋巴循环、排除体内毒素，改善虎背熊腰。

如果身体弯不下去，可以在脚边放瑜伽砖。柔软度不错的人，可以试着将身体向右边延展后，右手往后绕，放到左腿内侧，可以拉长手臂肌肉，甩掉扰人的“拜拜袖”哦！

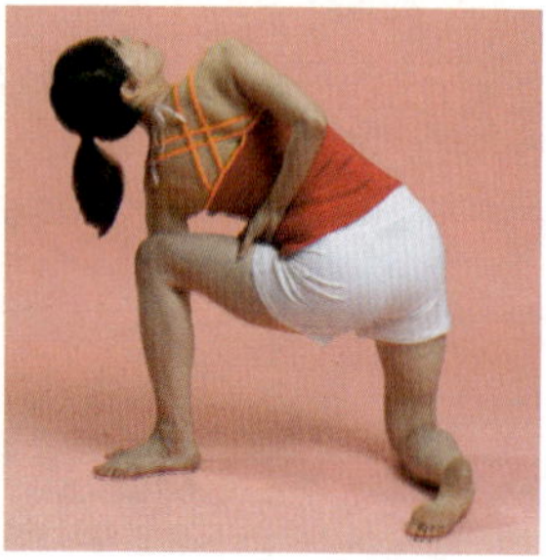

提臀·美腿

肥臀·臀部酸痛

肥臀消除！燃烧臀部脂肪

动作 1

臀部走路

1

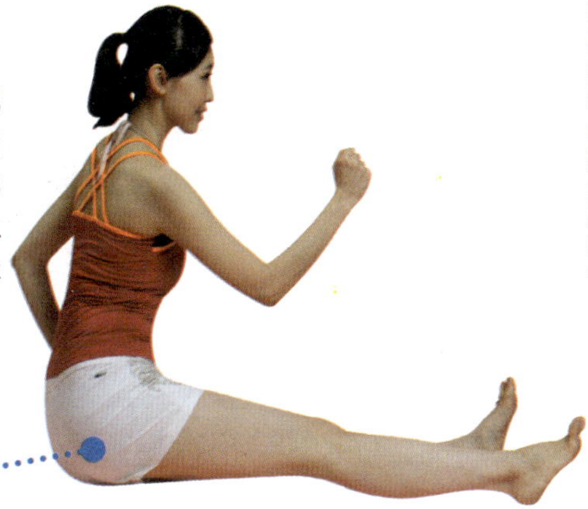

开始 用臀部往前移动

坐姿，两腿伸直，右臀提起，使腿往前挪一步，交替抬起左右两侧臀部使身体向前移动，直到垫子前方，再以同样的方式，将身体向后退回垫子后方。

注意 »

将注意力放在臀部，身体不要大幅度晃动。

动作要点

利用臀部上下移动身体

只需要抬起臀部，不要移动骨盆，想象用臀部上下抬起来移动身体。在瑜伽垫上进行，不要直接在地板上做，以免过度刺激坐骨。运动中，另一边的坐骨要往下沉，勿驼背，想象臀部下面有两个小碟子在走路。

动作 2

站姿劈腿

开始 预备姿势

站姿，吸气，双手向上举起，吐气前弯。

1

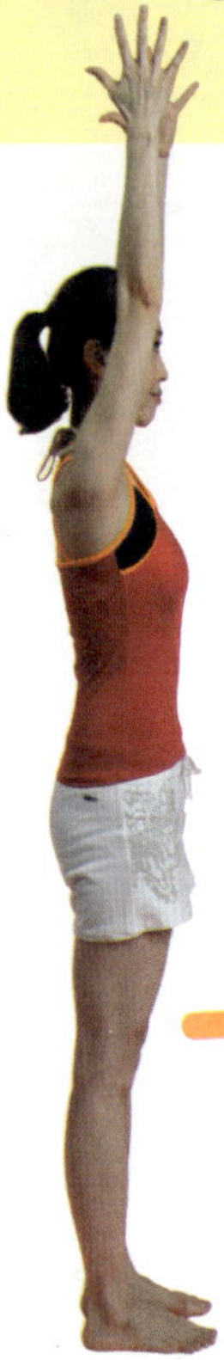

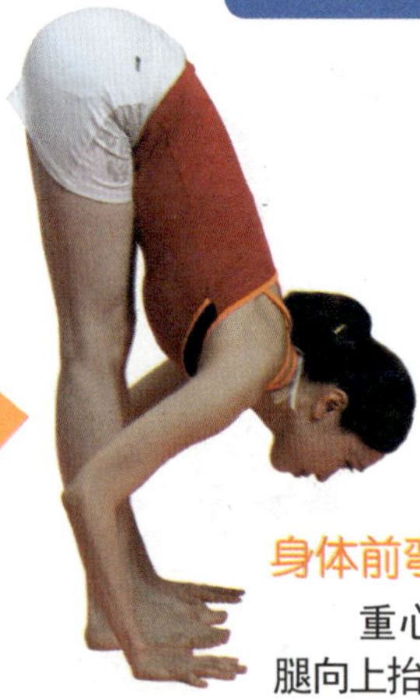

注意 »

身体保持平衡，依个人柔软度定脚抬起的高度。

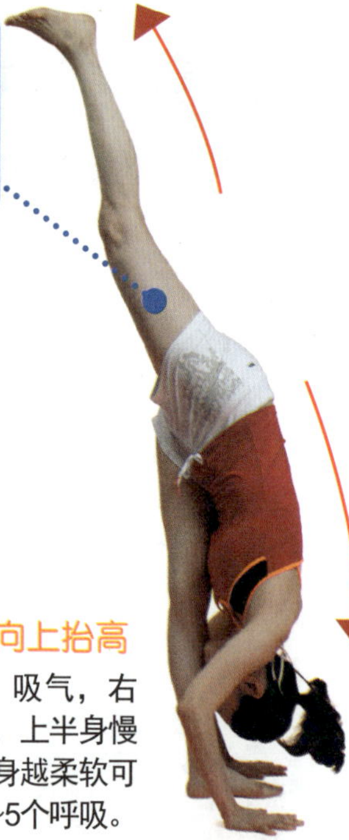

2

身体前弯，右腿向上抬高

重心在左腿，吸气，右腿向上抬高，吐气，上半身慢慢靠向左腿，上半身越柔软可越靠近腿，停留3～5个呼吸。

动作要点

替代动作

双手置于瑜伽砖上，砖头高度可自行调整。前弯时，将骨盆向前倾，大腿骨不可以往外翻转，感觉大腿前侧出力，后侧肌肉拉长，可以固定骨盆，训练腿的力量。

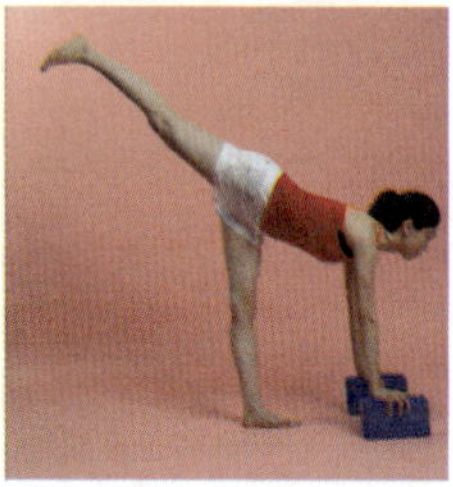

脚踝浮肿·壮壮腿

活动僵硬、粗大的肌肉型脚踝

动作 1

跑步式

1

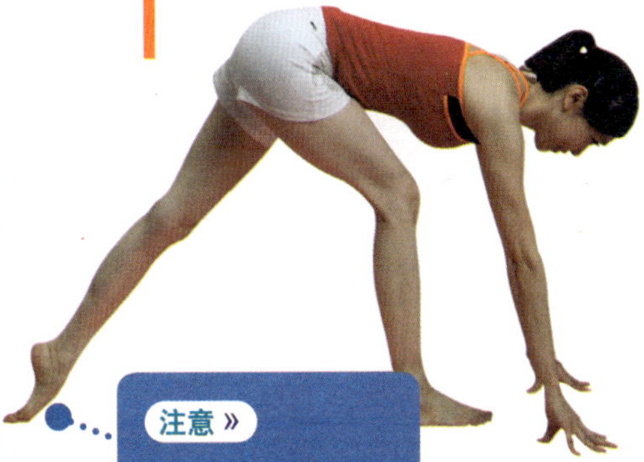

开始

跪姿，后膝离地延展

四肢跪姿，先将右脚往前跨一大步至两手中间，左脚背贴地，不要耸肩，吸气，上半身提起向前，左腿膝盖离开地板，伸直左腿，平均分配力量，停留3～5个呼吸后换另一边练习。

注意»

脚背贴地，可以延展小腿肌肉哦！

动作要点

高阶动作

前脚踩地，后脚背踮起的动作是比较简单的，待熟练之后，你可以试着让后脚踩地，前脚背按地的高阶动作。久站的人很容易感到从小腿到脚踝处的紧绷酸痛，更需要经常练习。

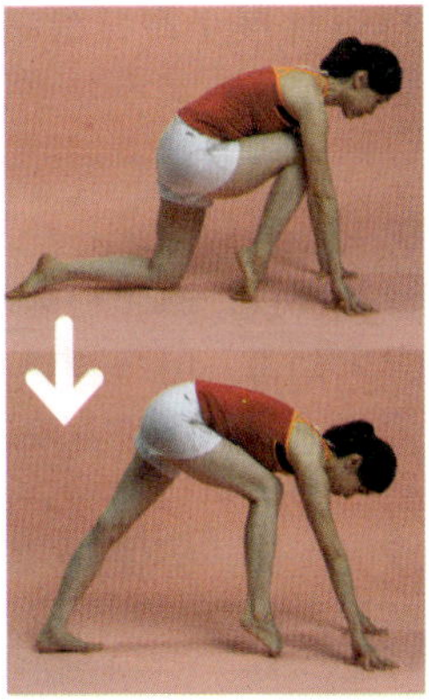

1 先四肢跪姿，右脚往前用脚趾背按地。

2 左脚跟慢慢向下延伸踩地，头部顺势朝前延伸，不要刻意抬头以免颈椎受伤，停留3～5个呼吸，结束后换另一边练习。

动作 2

单脚前弯

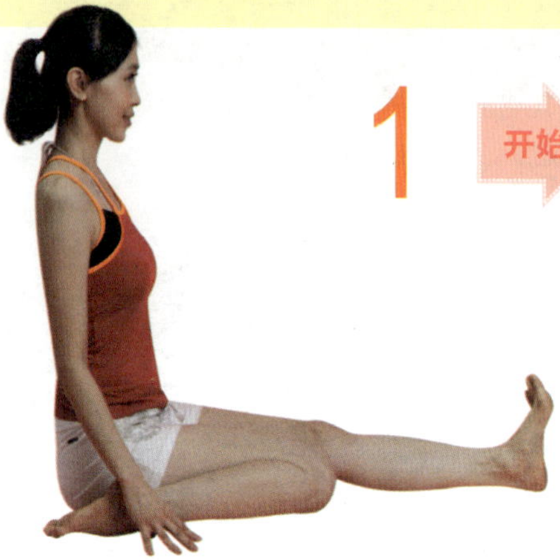

1 开始

预备姿势

坐姿，双腿向前伸直，右膝向后弯曲，小腿与脚背贴地。

动作要点

高阶动作

这个动作能修饰肌肉型的胖脚踝，同时可以伸展小腿紧绷的肌肉。延伸脊椎，后背挺直，坐骨贴地板，柔软度较差的人可以用毛巾套住脚辅助完成动作。

❶ 坐姿，右膝弯曲，小腿与脚背贴地，左脚弯曲踩地，双手抓住左脚底。

❷ 吸气预备，吐气慢慢伸直左腿，保持腰背挺直，身体不要左右晃动，如果脚无法伸直，膝盖可以微弯，重点是感觉小腿及脚踝的伸展，停留3～5个呼吸之后换另一边练习。

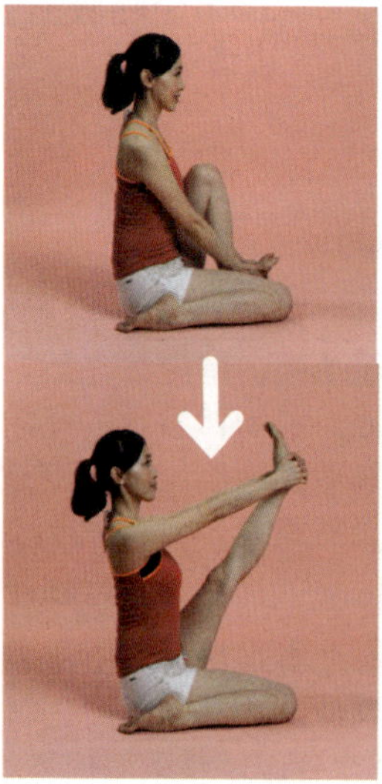

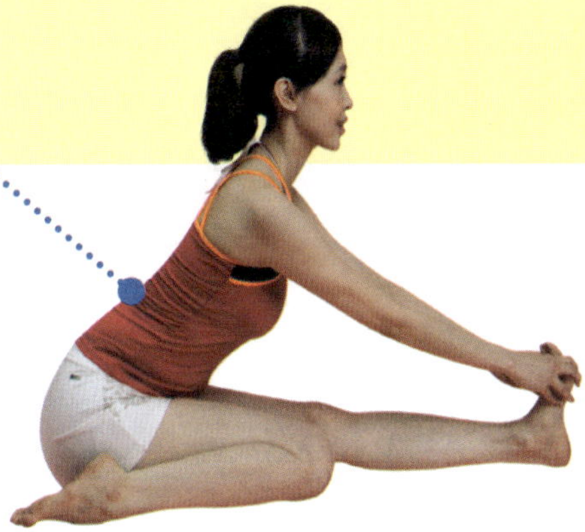

2

身体往前弯

吸气，躯干向上挺直，双手先向上举起，吐气，身体向前倾，双手尽量抓脚底，停留3～5个呼吸，结束后换另一边练习。

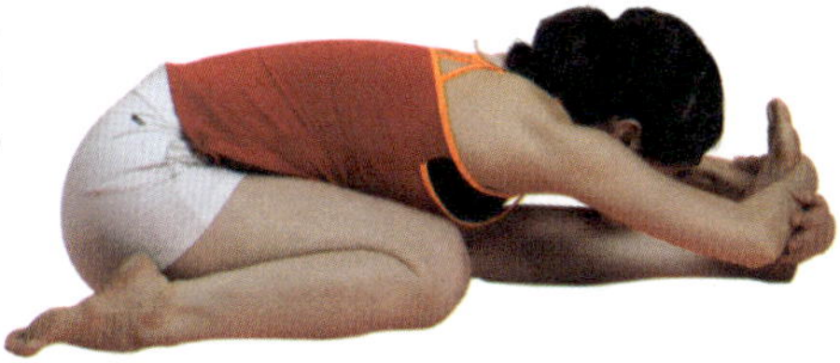

动作要点

可以利用毛巾辅助

依个人柔软度决定前倾幅度，摸不到脚尖的人可用手扶住小腿，或是用毛巾辅助，重点是感觉脊椎向上延伸，前弯时大腿后侧会获得伸展。

静脉曲张·腹部松弛

久坐久站的救星，舒缓腿部静脉曲张！

动作1 下犬式抬腿

DVD示范

开始

1 跪姿，躯干挺直

四肢跪姿，手腕在肩膀的正下方，膝盖在大腿骨的正下方，躯干完全挺直。

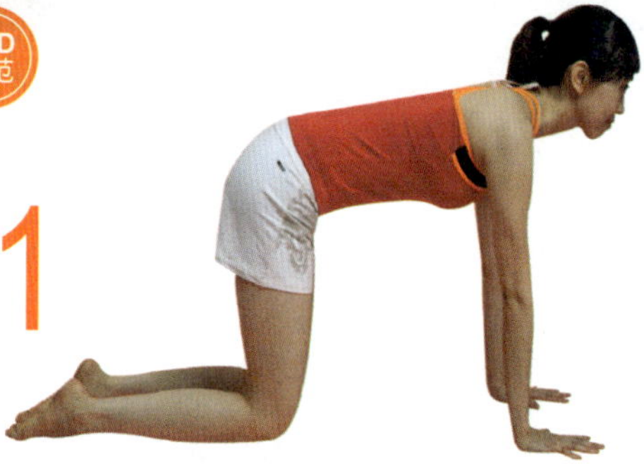

2 身体呈下犬式

脚趾踩地，腹部收紧，吸气，膝盖离开地板，臀部慢慢地向上抬高，背部延展，头部放松，脚掌向下贴地，使手臂和背部完全地伸展，双腿向下伸直，脚跟踩地。

注意»

不要只把重心放在腿上，延展后背力量，才不会造成拱背。

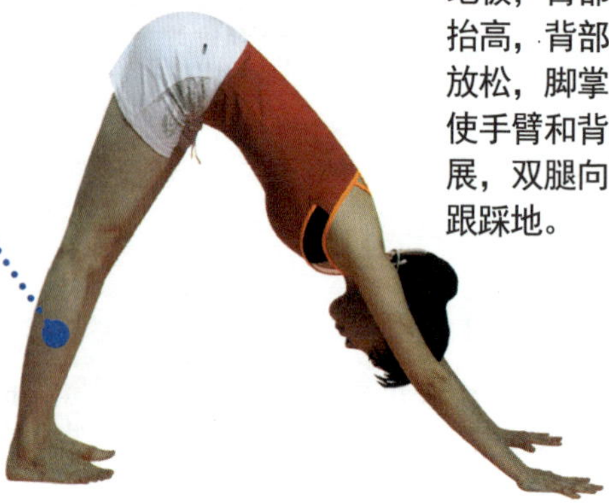

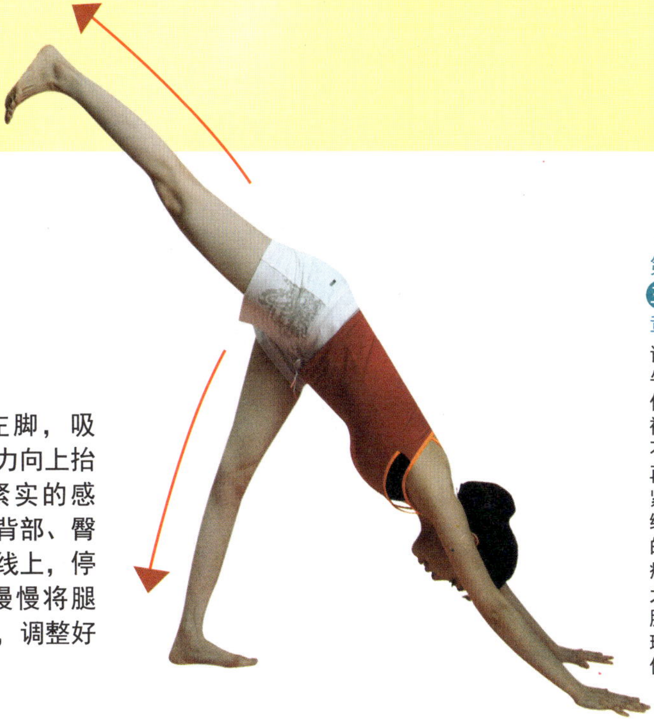

3

右脚向上延伸

把重心放在左脚，吸气，右大腿慢慢出力向上抬高，直至臀部有紧实的感觉。右腿、手臂、背部、臀部要保持在一条直线上，停留3～5个呼吸，慢慢将腿放下，回到下犬式，调整好姿势，换另一边。

动作要点

为肌肉做按摩

下犬式就像是一只小狗在伸懒腰，可以让身体完全延展，如果大腿后侧肌肉比较紧绷，无法把腿完全伸直，可以在脚跟下垫瑜伽砖来帮助伸展，利用抬腿动作使肌肉延伸放松、出力紧实，等于帮肌肉做按摩，会让你的大腿变得更修长，也会越来越有力量哦！

动作 2

海豚变化式

DVD示范

1

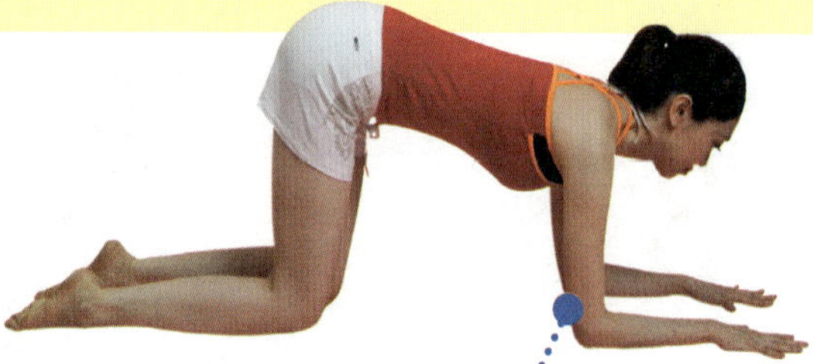

开始 预备动作

呈四肢跪姿，接着将手肘贴地，手肘在肩膀的正下方，手掌打开按地板，肚子往内收，不要塌腰。

注意 »

手肘不要向外打开，不要耸肩。

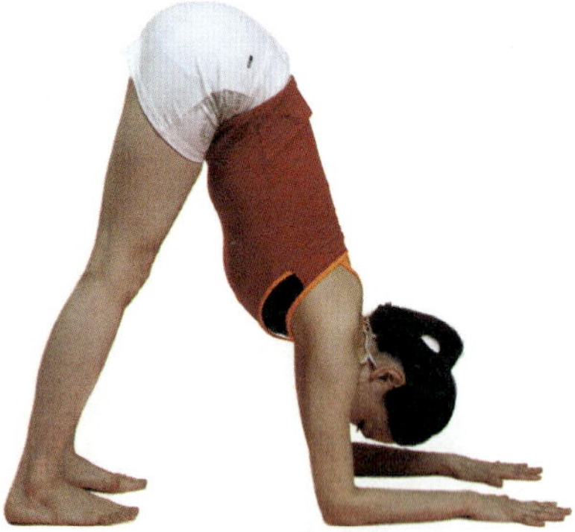

2

双脚踩地延展双腿后侧

吐气，腹部上提，膝盖离开地板，脚跟向下踩地板，伸展大腿与小腿后侧，头部放松垂下，停留3～5个呼吸。

动作要点

可以利用瑜伽砖延展

这个动作能同时伸展手臂、背、腹、大腿、小腿、脚跟，属于全身性的瑜伽，尽量让脚跟向下踩，双腿伸直。如果脚跟碰不到地板没关系，可在手肘下方放瑜伽砖或是厚一点的书本协助完成动作。

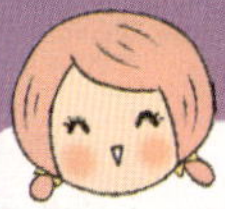

美腿·美臂

臀部下垂·粗大腿

臀腿曲线分明，粗壮腿退散！

动作1

侧平板式

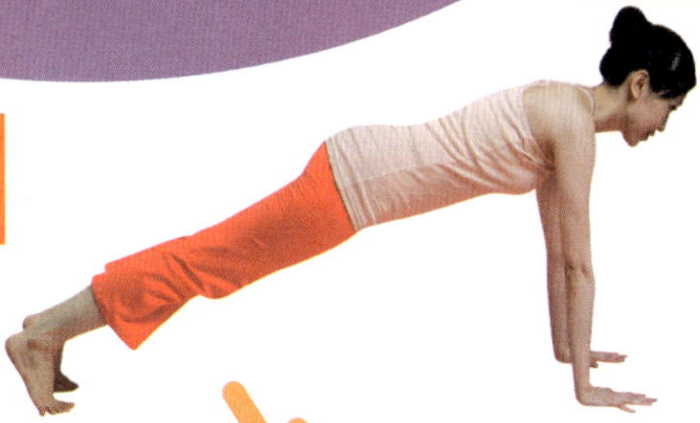

1

开始

双手撑地，右脚往前跨

四肢跪姿，双手打开与肩同宽，手臂伸直，脊椎向头顶延伸，将双腿向后伸直，脚尖踩稳地板，接着将身体转向右侧，左脚外侧贴地，右脚跨过左腿稳稳地踩地。

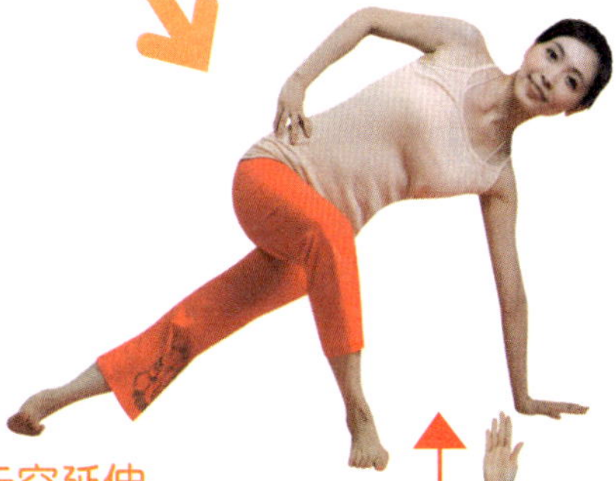

2

右手向天空延伸

双腿出力，上半身延展，右手向上举起，视线看向天空，停留3～5个呼吸后换另一边练习。这个动作可以使下垂的臀部慢慢往上提，同时修饰手臂线条。

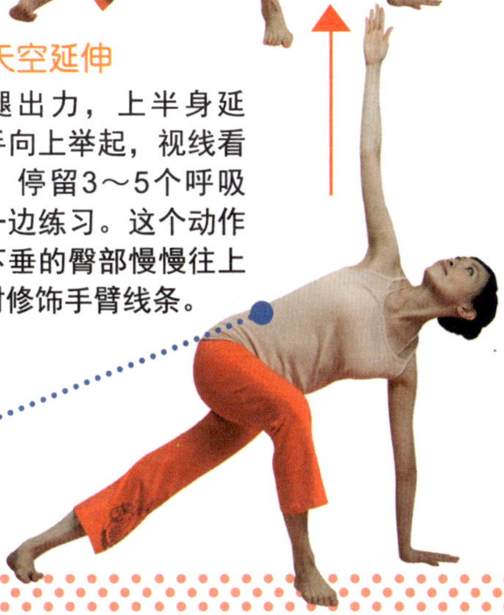

注意»

背部不要拱起来，双腿和手臂都要用力！身体不要往前倾哦！

动作 2

猫式抬腿

DVD示范

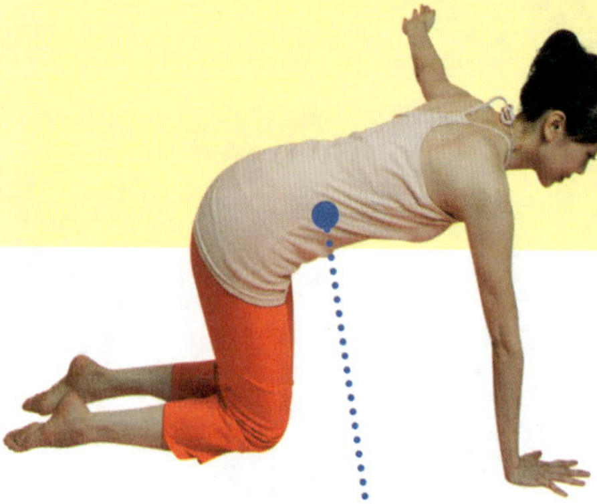

1

开始 跪姿，右手推地板

四肢跪姿，双手和膝盖打开与肩同宽，手腕在肩膀正下方，膝盖在大腿骨正下方，右手推地板，左手向左延伸，放松肩胛骨，胸椎往头部的方向延展。

注意 »

腰不要往下塌陷，肚脐稍稍向内微收，躯干保持直直地延伸。

2

左手往右边延伸

吐气，左手顺着地板，往右手下方延伸，让肩膀和头部轻放在地板上，颈椎不要太过用力。

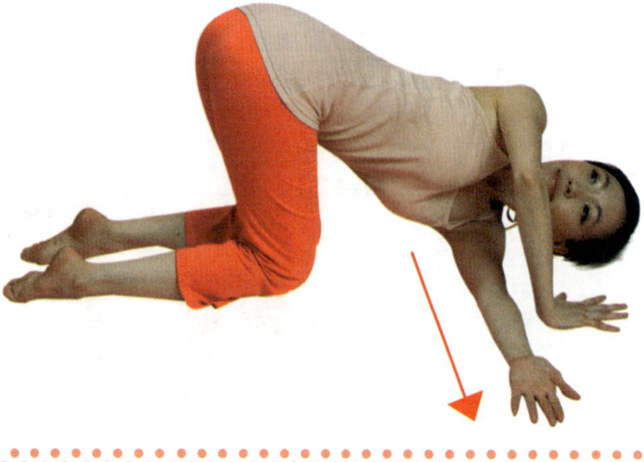

3 右脚向上延伸

右脚往后跨一大步，头部和肩膀不要离开地板，接着吸气，右脚利用核心肌群慢慢向天空延伸，停留3～5个呼吸后，先将右脚收回跪地，然后右手推地，吸气回到四肢跪姿，换另一边。

注意»

头部稳稳贴地，不要因为抗拒地心引力而左右晃动。

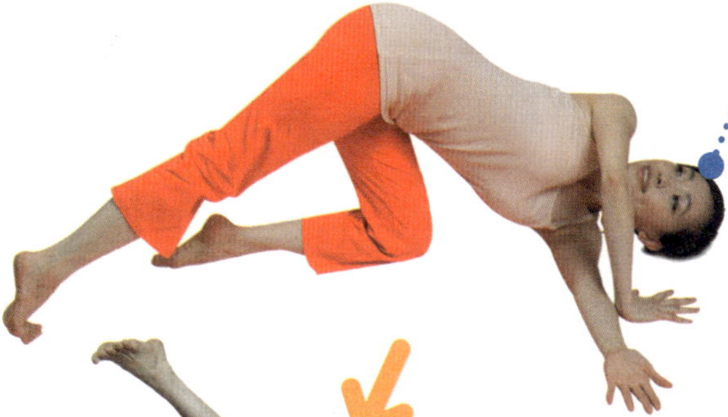

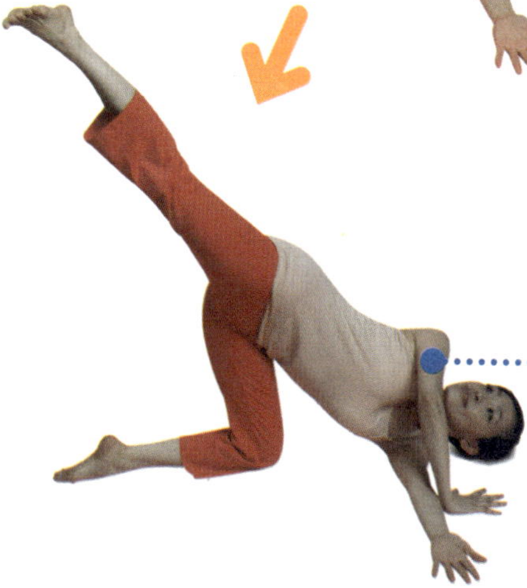

注意»

肩膀放松往下按，可训练核心力量，并按摩肩膀。

动作要点

累积大腿后侧的力量

如果腹部没有力量，抬腿时会有点吃力，你可以先将右脚离地5厘米，接着慢慢地往上抬腿，动作要缓慢，以免身体翻倒至另一边，腿抬起的高度可视个人程度而定，大腿要稳定才不会让骨盆歪斜。

抬高停留时，大腿后侧的力量会不断累积，大腿后侧和臀部同时收紧，可以使臀部变得更为紧实，臀部与大腿之间的分际线，就会越来越清楚咯！

膝盖多肉·双腿粗壮

针对膝盖内侧及上方区域的肥肉

动作1

侧三角伸展式 DVD示范

1

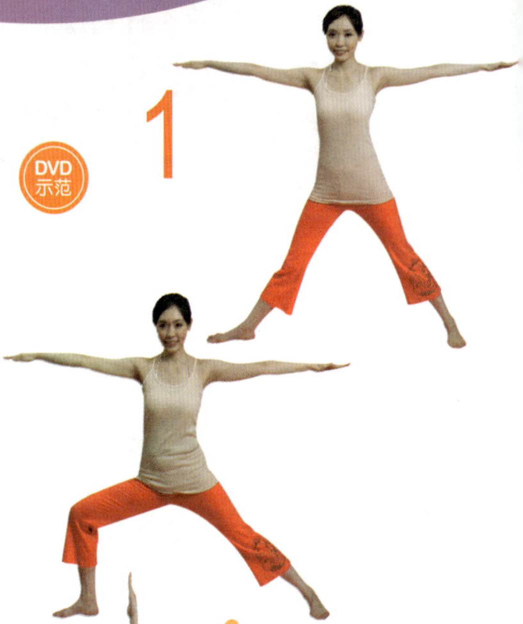

开始

呈“大”字形，右脚向外转90度

站姿，双脚打开与臀部同宽，双脚各往左右跨一大步，右脚向外转90度，与手臂平行，双手向左右打开呈“大”字形。

2

身体往右边延展

弯曲右膝，使右膝与脚踝垂直，右大腿与地板平行，吸气，身体延展，吐气，身体朝右边延展，右手朝下放在右脚内侧地板，左手放臀部上，先稳定骨盆再往上延伸，记得左脚出力。

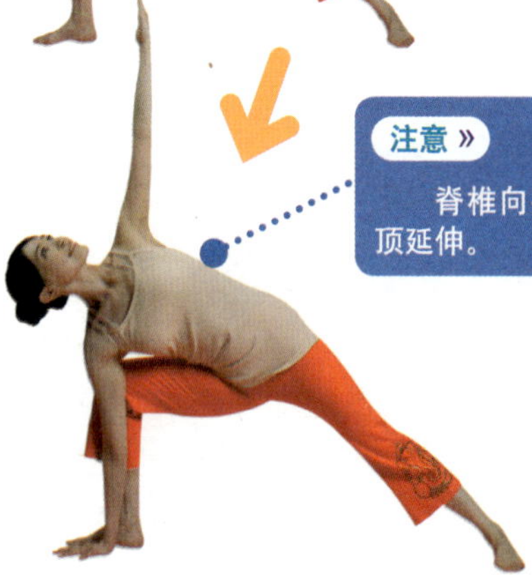

注意》
脊椎向头顶延伸。

注意 »

腹部、双腿都要出力。

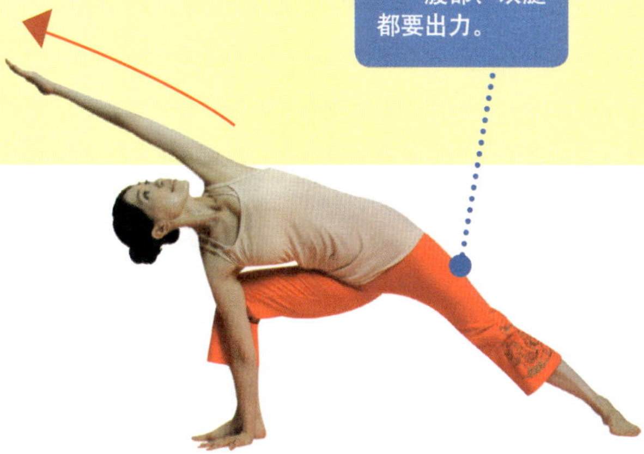

3

左手延伸拉长

左手朝耳朵方向延伸，让你的左腿、躯干、手臂呈一条直线，右腿稍微出力，膝盖垂直于脚踝，视线朝上看左手，停留3～5个呼吸，接着吸气，将身体慢慢带回，右腿往前回正，换另一边练习。

动作要点

高阶动作

弯曲膝盖的练习可以有效减少膝盖脂肪，还可以训练腿的肌耐力，拉长腿部的曲线。右弯时，腹部也需要用力，可以有效地减少腰部、腹部脂肪哦！

柔软度还不错的人，在身体往右延展之后，可以将右手从大腿内侧勾住大腿，左手朝后背翻转，与右手互扣，接着将右腿伸直，视线看天空，停留3～5个呼吸，肩膀尽量向外打开，勿驼背，会有更多的伸展哦！

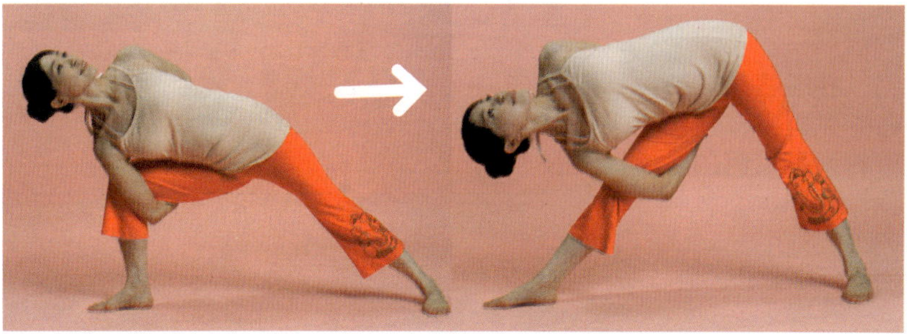

美腿·美臂

腿部水肿·虎背熊腰

改善水肿问题，不会越晚越肿

动作1 海狗式

DVD示范

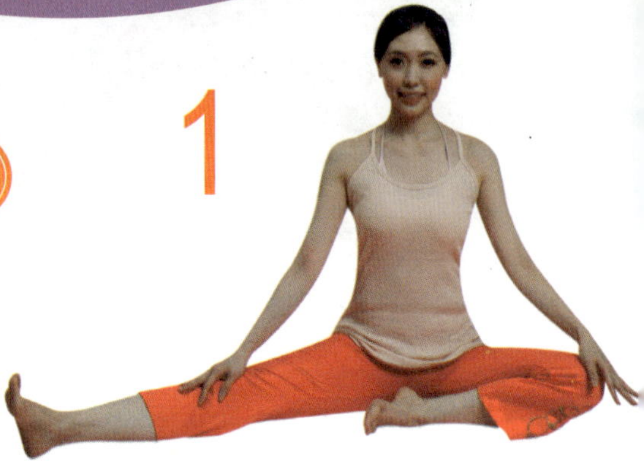

开始 左脚跟靠向腹股沟

坐在垫子上，双脚朝左右两侧打开，大腿打开幅度可视个人的柔软度而定。左膝弯曲，左脚跟靠向腹股沟，不要驼背。

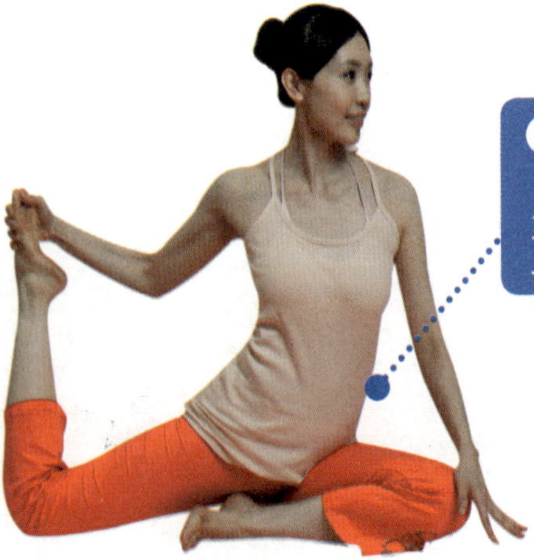

右手抓右脚尖

右腿膝盖弯曲，右手抓脚尖，慢慢地将右大腿前侧的肌肉转向地板。

注意»

腰杆挺直，身体向上延伸。

注意 »

腹部、双腿都要出力。

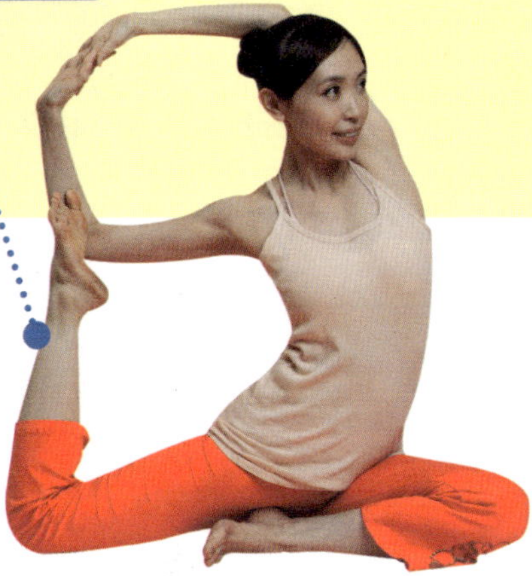

3

延展背部、大腿肌肉

右手肘扣住脚背，慢慢地将左手向上举起，延展背部，双手十指互扣，掌心朝上，右小腿往外踢，加强伸展，停留3～5个呼吸，接着将手脚轻轻放下，回到预备姿势后，换另一边练习。

动作要点

替代动作

有些人的大腿前侧较僵硬，可以利用毛巾勾住脚背，双手抓住毛巾后，延展大腿和小腿。如果柔软度还不错的话，可以将左臂向后弯抓住毛巾，小腹微收，延展后背，右大腿前侧肌肉和髋部会感觉到更多伸展，停留3～5个呼吸后，慢慢地将手脚放下，回到预备姿势。

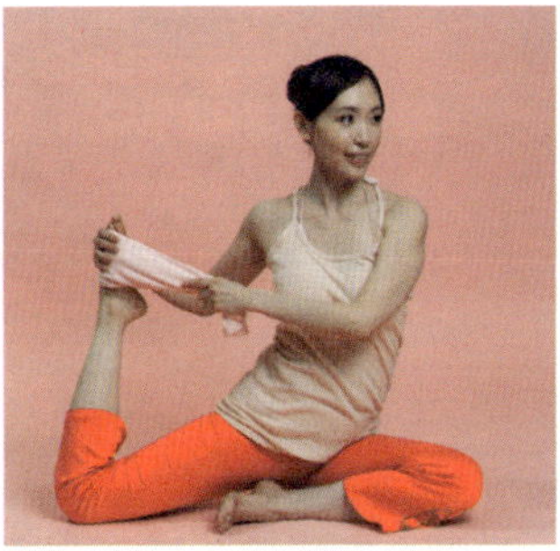

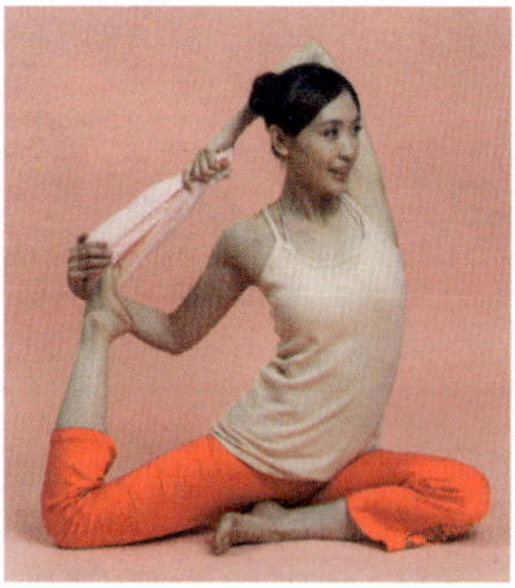

海狗式会不断地延展大腿，整个背部也会拉长延伸，可消除体内多余的水肿，同时改善虎背熊腰的体态。记得背要挺直，整个身体向头顶延伸，伸展大腿前侧及臀部肌群的同时，可增加腿部柔软度，修饰臀部及大腿的线条。

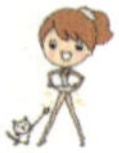

动作2

犁锄式

DVD示范

开始 **双脚举起与身体成90度**

呈自然躺姿，保持颈椎自然向内的曲线（即颈椎与地板间有空隙），双腿举起朝天空，双手扶住臀部。

1

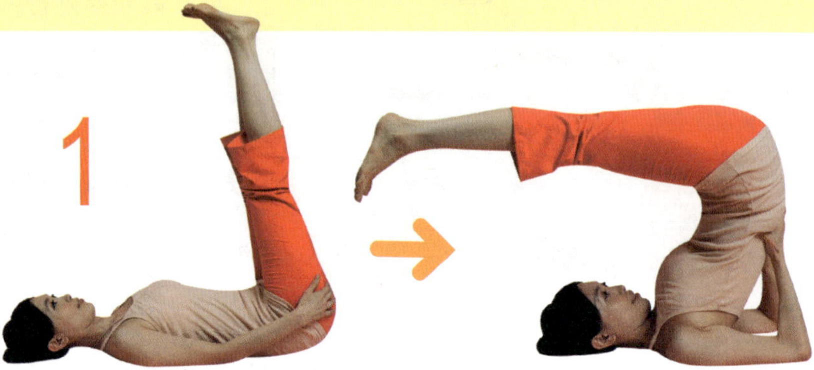

2

臀部抬起带动双脚往后

接着双腿出力，提起臀部，使腿朝头的方向伸展，脚尖向后点地，双手撑住背部，停留3～5个呼吸之后，头部贴地，慢慢让脊椎一节一节地回到地板，回到双脚踩地的位置休息。

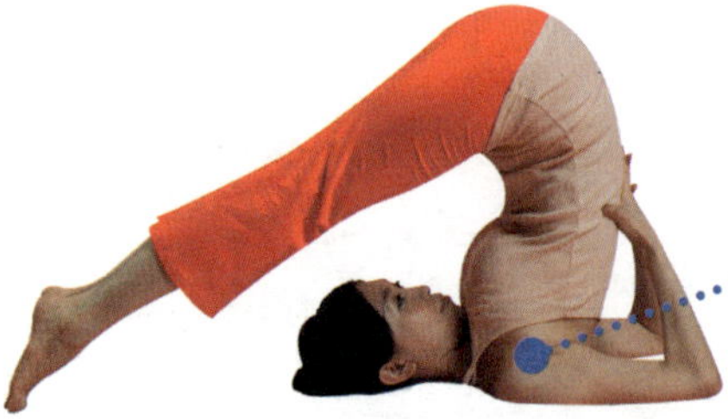

注意 »

脚碰不到地的人，可将抱枕放在头后方，缩短脚离地的距离。

动作要点

让身体及腿部获得休息

我们的下半身因受地心引力的影响，常常会有水肿的情形，这个动作可以让身体反转，使器官及双腿都获得休息，所以如果腿碰不到地板没有关系，重点是身体要保持平衡。身体较稳定之后，你可以将双手互扣并按住地板，手臂推地带动躯干更挺直，增加身体的延展及平衡感。

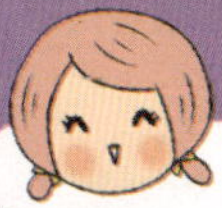

美腿·美腰

小腿紧绷·双腿无力

放松你的“萝卜腿”，不再硬邦邦

动作1

反转三角式

DVD示范

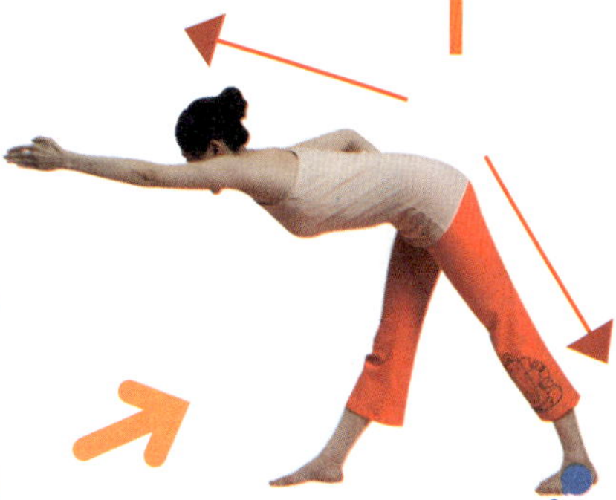

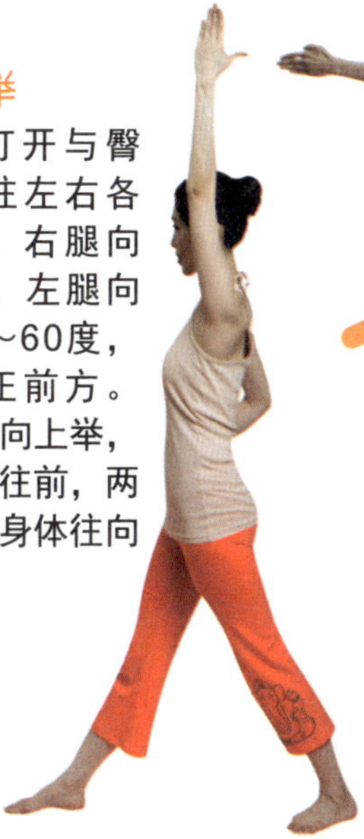

1

开始 **左手向上举**

双脚打开与臀部同宽，往左右各跨一小步，右腿向右转90度，左腿向右转45度～60度，身体面向正前方。吸气，左手向上举，吐气，身体往前，两腿要用力，身体往向前伸展。

注意»

脚跟要贴地，右脚大脚趾要往下按稳，不要让脚底板往外翻。

2

左手向下，延伸小腿肌肉

身体向右边扭转，左手扶右腿，脊椎朝头顶延伸，左侧腹用力，带动身体转向天空，右手向上举，停留3～5个呼吸，接着双腿用力将身体带回，换另一边练习。

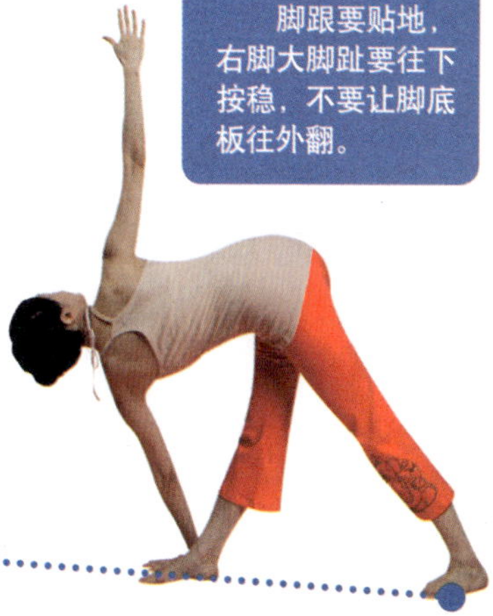

注意»

左腿不要打开超过60度，否则骨盆会有一点歪斜。

动作2 三角式 DVD示范

1 开始 预备动作

站姿，双脚打开与臀部同宽，再往两边各跨一大步，慢慢地将右大腿向外转90度。吸气，双手分别朝左右延伸，和地面平行，吐气，身体平平地转向右边，感觉后背贴着一面墙。

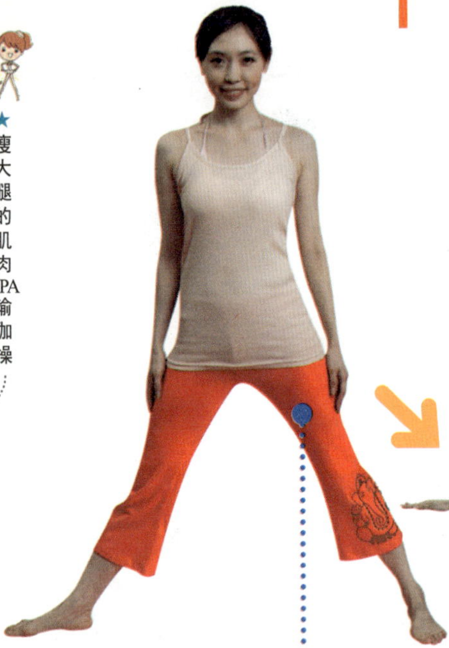

注意》

双腿打开的幅度依照个人大腿的柔软度及腿的长度而定。

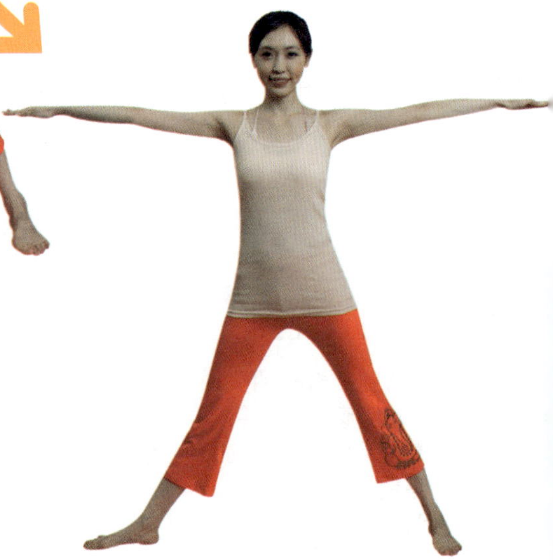

2 右手向下，躯干延伸

右手往下放到右小腿或地板上，左肩打开，躯干延伸，左手向上举，视线看向左手大拇指，停留3～5个呼吸，大腿用力，稳定骨盆，吸气，将身体慢慢地带回，右脚收回，换另一边。

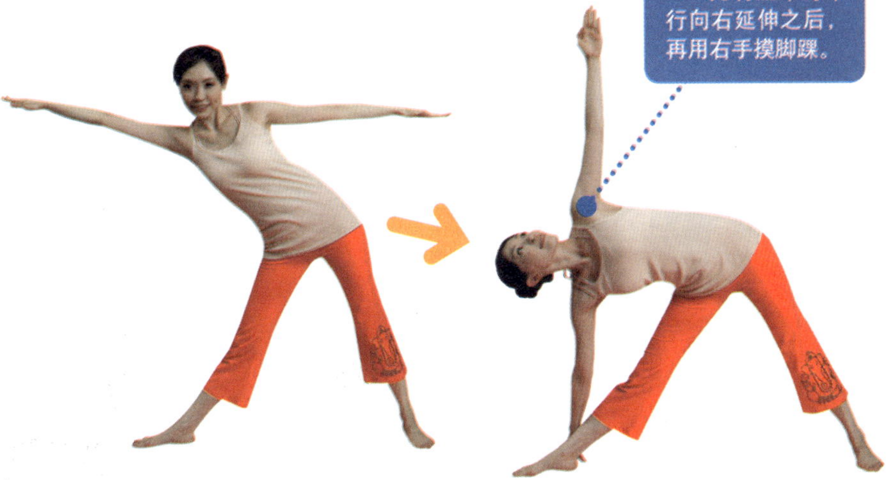

注意»

先将上半身平行向右延伸之后，再用右手摸脚踝。

动作要点

替代动作

用大腿上侧的力量向上提，感觉膝盖骨是被往上提的，而不是往后顶，注意大腿前侧要出力，如果觉得大腿很紧绷，膝盖可以微弯。

大腿比较紧绷的人，向下延伸时，手可能碰不到地面，可以在右小腿旁放置瑜伽砖，右手向下放到瑜伽砖上。尽量把腿慢慢地伸直，可以美化腿部线条，臀部也会有向上提的感觉。

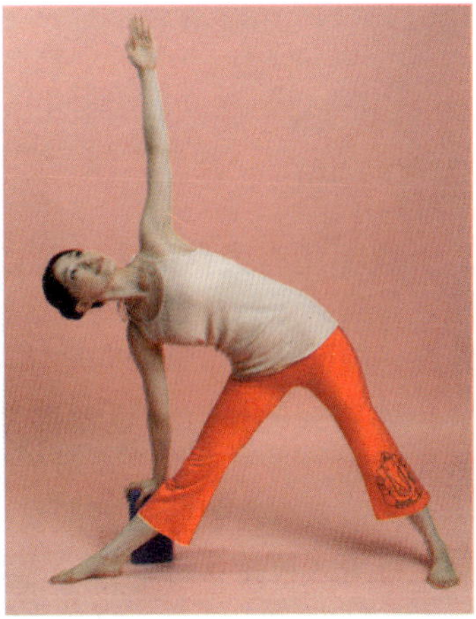

臀部松弛·腰围宽大

紧实臀部肌肉，不会松松垮垮

动作1 简易骆驼式

注意» 臀部要收紧，大腿前侧与腹部因为延展而有轻微的发抖是正常的。

开始 跪姿，上半身向后弯

找一把高度合适、位置固定的椅子或沙发，面朝椅子呈长跪姿，大腿用力使骨盆稳定。上半身向上挺直，吸气，身体慢慢向后弯，稳定之后举起左手从耳朵旁延伸出去，停留3～5个呼吸。

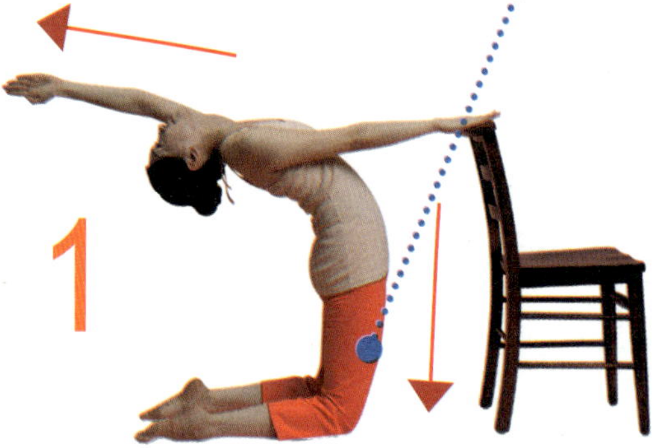

动作要点

高阶动作

腹部还有力量的人，可以将椅子拿开，稳定骨盆，吸气，双手举向天空，上半身向上延展，腹部用力，慢慢向后倾。

骆驼式动作可以让臀部变得更有弹性，紧实腹部、背部肌肉，还能加强脊椎和尾椎的力量，也可以有效改善腰酸背痛、驼背、肩颈痛。每个人可依自己的核心力量，决定后弯的幅度，切勿操之过急，以免受伤。

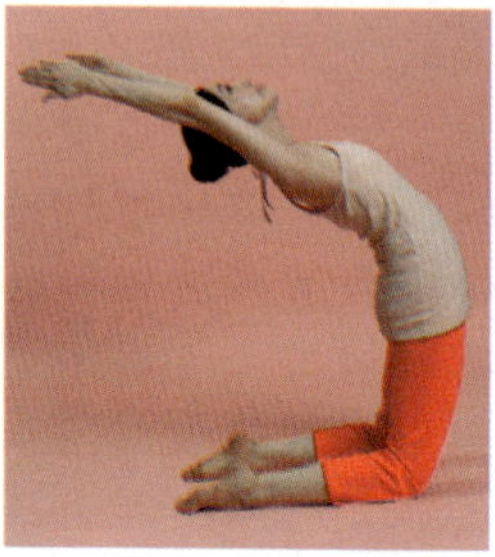

动作 2

椅子式变化式

DVD示范

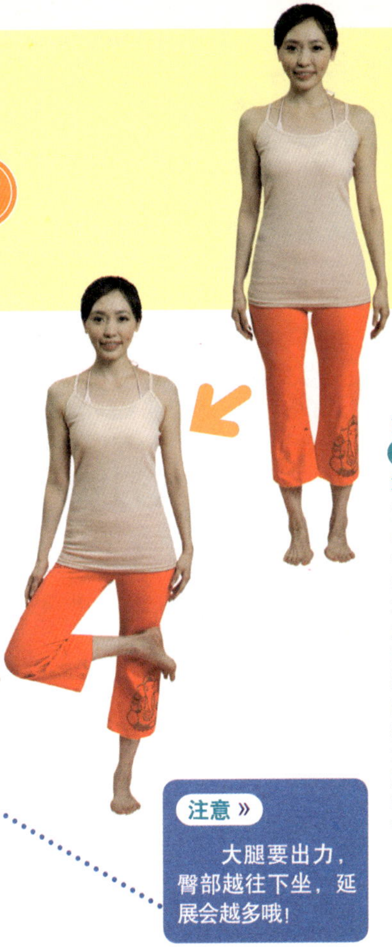

1

开始 右腿放到左膝上

站姿，背挺直，接着膝盖微弯，右腿跨到左膝上。

2

上半身朝前挺直

慢慢地把身体降低，骨盆往前，身体往斜前方挺直，腿部用力，想象坐在椅子上。停留3～5个呼吸之后，把身体慢慢带回来，右脚放下，换另一边练习。

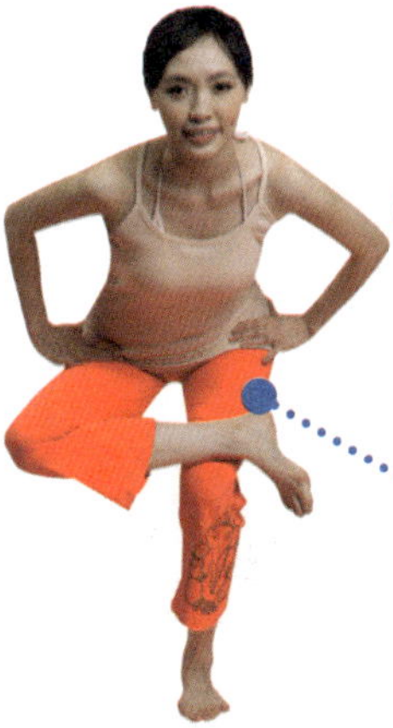

注意 »

大腿要出力，臀部越往下坐，延展会越多哦！

动作要点

替代动作

如果你的腿力量不够，可能会蹲不下来，无法完成单脚站立的动作，这时可以利用瑜伽砖来完成动作。

身体向前挺直后，双手放到瑜伽砖上，停留3～5个呼吸，利用瑜伽砖的支撑力，把躯干再往头顶方向挺直，身体稳定之后，臀部慢慢往下坐，大腿肌肉的延展会一直延伸到臀部，可以让臀部变得更紧实哦！

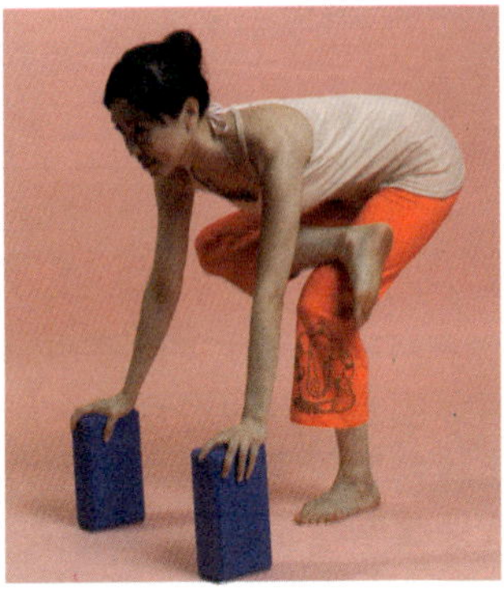

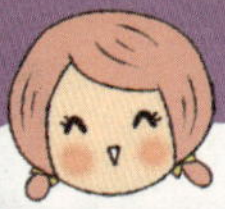

美腿 · 美腰

小腿结实 · 萝卜腿

整只小腿都粗壮，用延展动作拉长线条

动作 1

剪刀式

开始

双脚来回交叉

躺姿，双手放在臀部两侧，手掌贴地，双腿膝盖微弯，脚掌贴地。双脚向上抬起伸直，脚跟往上踢，两腿膝盖交叠，重复交叉、打开，来回做15～20次。

1

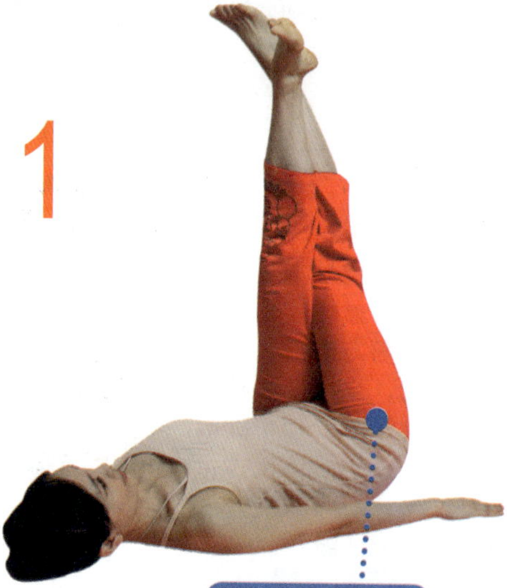

注意»

需先稳定骨盆，再继续双腿交叉的动作。

动作要点

消除赘肉、训练线条

两腿交叉式可以使小腿变得更加紧实，不再松松垮垮，抬腿的同时，因为腹部也会用力，所以可以训练到核心肌群，消除小腹赘肉，让腹部变得平坦。大腿用力，可以训练到大腿内侧肌肉，使整条腿的线条越来越漂亮哦！

动作 2

半劈腿

注意 »
左脚背贴地，背部不要拱起来。

开始 **右腿跨在两手间**

1

四肢跪姿，双手打开与肩同宽，手臂伸直，右腿往前跨一步，踩在两手间。

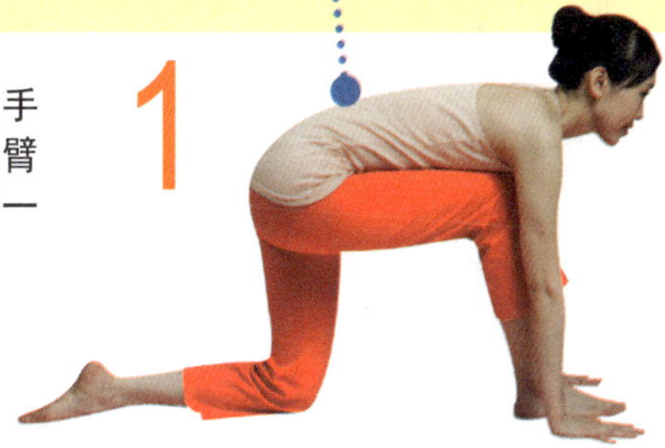

2

右腿伸直

右腿慢慢向前伸直，右脚跟顶地，脚趾朝上，感觉小腿后侧的伸展，脊椎往头顶延伸，视线看正前方，停留3～5个呼吸后，回到四肢跪姿，换另一边练习。

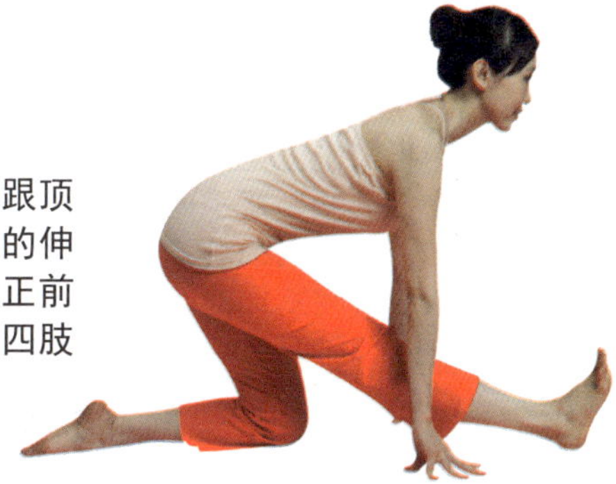

动作要点

替代动作

腿后侧比较紧的人，可以在身体两侧放瑜伽砖，来增加动作的完成度。常穿高跟鞋的人，一般来说比目鱼肌会明显缩短，外观上看小腿结实粗壮，因此小腿往前延伸拉长，可以将缩短的比目鱼肌肉拉长，同时变得柔软有弹性。

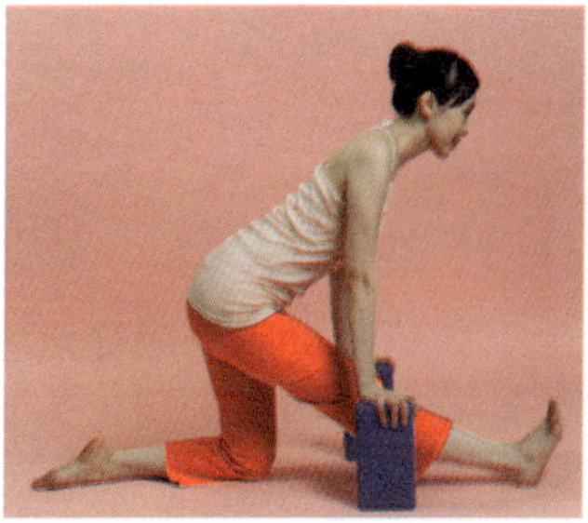

下半身水肿·胖脚踝

消除脚踝脂肪，改善浮肿问题

动作 1

蝴蝶式

开始 双脚脚跟靠近耻骨

1

坐姿，脚跟相贴，尽量贴近耻骨，在两腿膝盖下放瑜伽砖。吸气，上半身向上挺直，身体慢慢前倾，双手向前延伸，依个人的髋关节柔软度决定前倾的幅度，停留3～5个呼吸后，吸气，将身体慢慢带回。

注意» 髋关节柔软度较好的人，可以不用垫瑜伽砖。

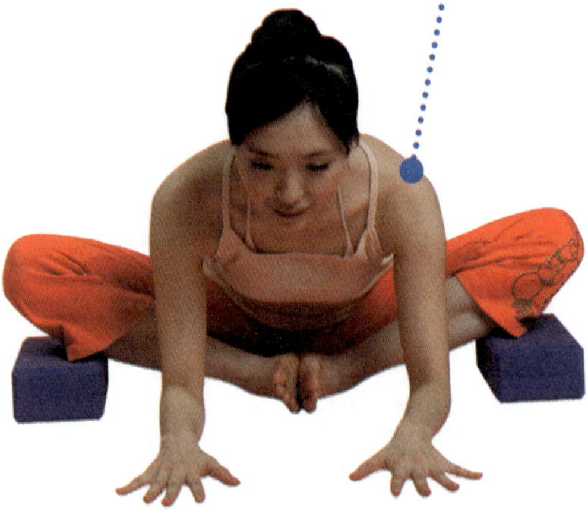

动作要点

减轻关节压力、美化腿部

蝴蝶式动作可以让水肿的胖脚踝变得纤细，同时消除脚踝脂肪，也能减轻腿部、脚踝、关节的压力。前倾动作能消除腰围脂肪，美化腰部和腿部的线条，同时舒缓女性生理期的疼痛。

动作2

坐姿金字塔

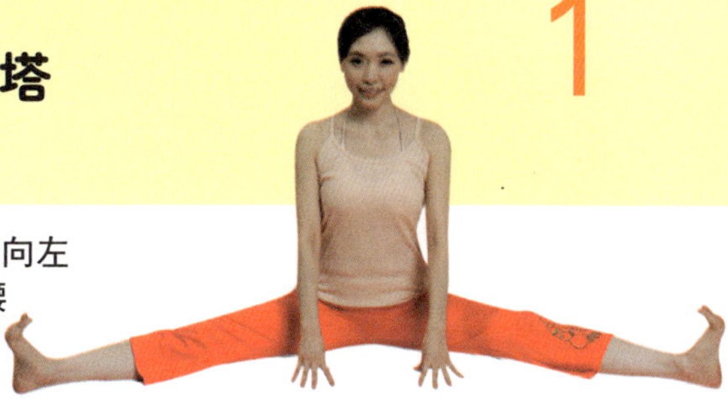

1

开始 预备动作

坐姿，双腿向左右两边打开，腰部挺直，肩膀放松，脚尖朝向天花板。

2

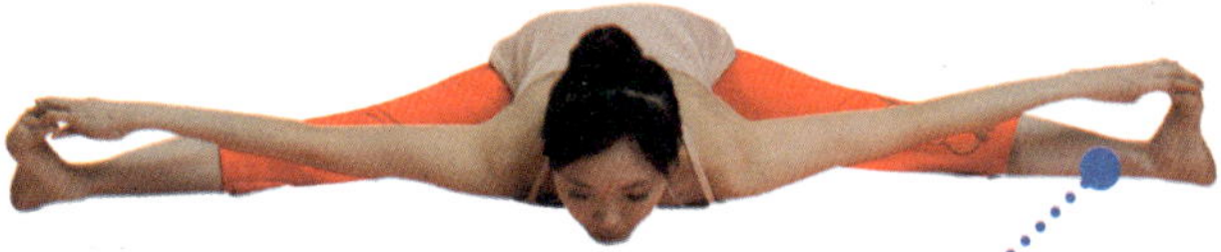

上半身往前倾

用大拇指、食指、中指抓住两脚大脚趾，吸气，上半身挺直，吐气，上半身前倾。过程中双腿要用力按稳地板，不要弯曲，尽量让胸口及下巴贴地，停留3～5个呼吸后，吸气，将身体带回。

注意»

每个人的身体柔软度不一，如果抓不到脚底板，可以将双手置于前方地板上，身体慢慢前弯。

动作要点

替代动作

大腿内侧比较紧绷的人，可以在双脚打开之后，在前面放两块瑜伽砖，身体向前弯，双手放在瑜伽砖上，一样可以伸展大腿内侧，促进骨盆区的血液循环，可以有效缓解月经不调或痛经的症状。

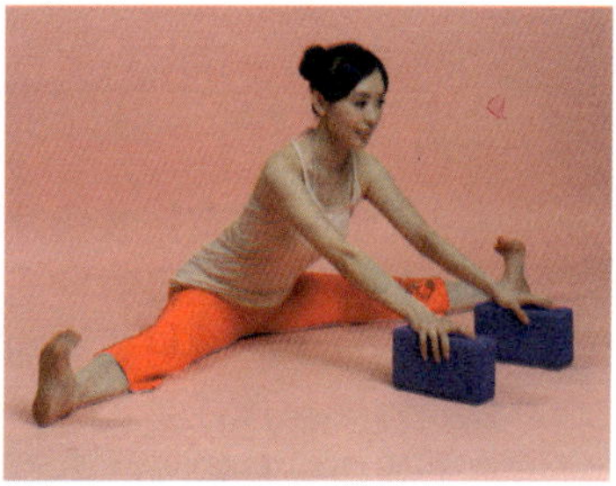

“久坐族”的朋友，也可以利用这个动作来舒缓坐骨神经痛，练习时，肩膀要放松，身体向前延展时，不要拱背。

大腿松软·腿部橘皮

紧实大腿后侧肌肉，消除橘皮组织

动作1

舞姿

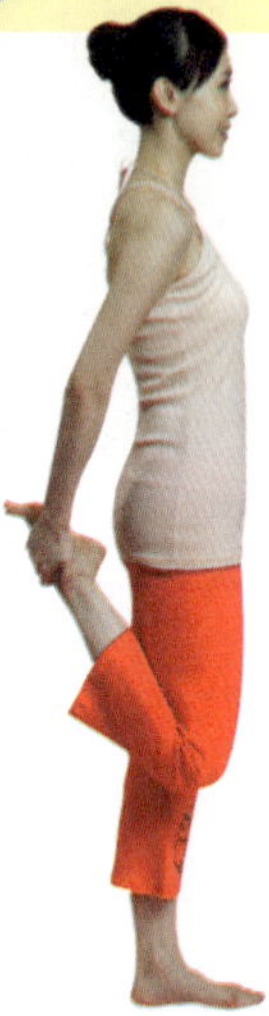

1 开始 **预备姿势**

右小腿弯曲，右手抓住脚背。

2 **右脚往上踢**

吸气，躯干往斜上方延展，同时左手向前举，右手往上带动右腿向后踢，可视个人柔软度来决定右脚的高度。

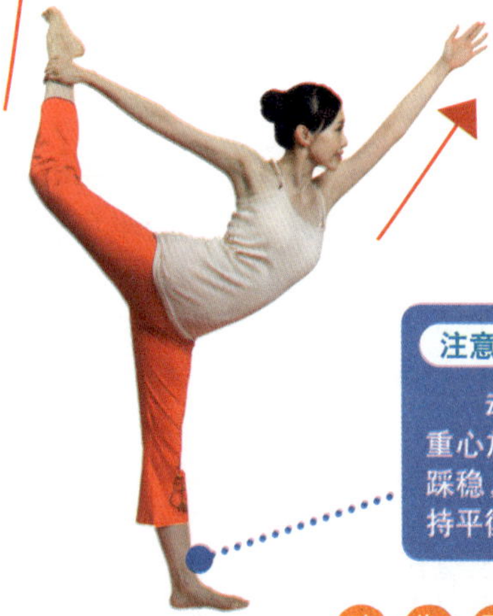

注意»

动作缓慢，重心放在脚踝，踩稳，让身体保持平衡。

动作要点

替代动作

这个动作能够有效收紧及延展大腿较松垮的肌肉群，如果练习时容易左摇右晃，代表你平衡感不太好，更要多加练习咯！一开始可以试着手扶墙或是椅子，熟练之后再慢慢挑战不使用辅具练习。

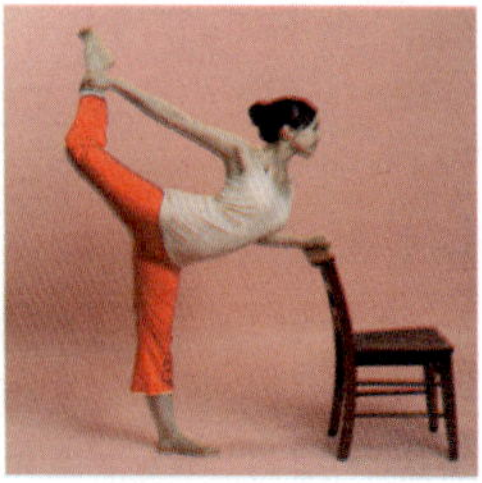

动作2

猴王式

DVD示范

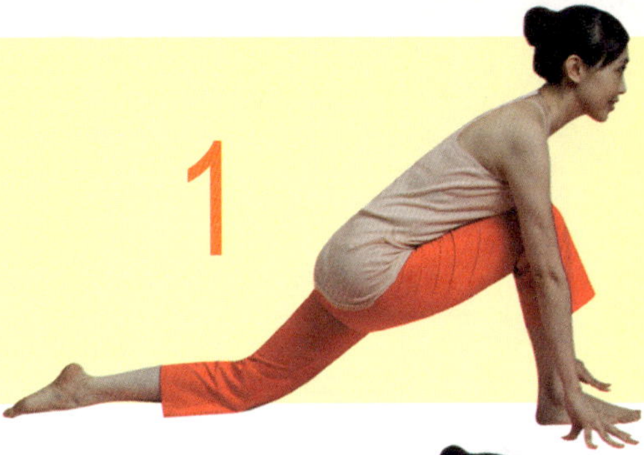

1

开始

右脚往前跨一大步

四肢跪姿，将右脚往前跨一大步，放在两手中间。

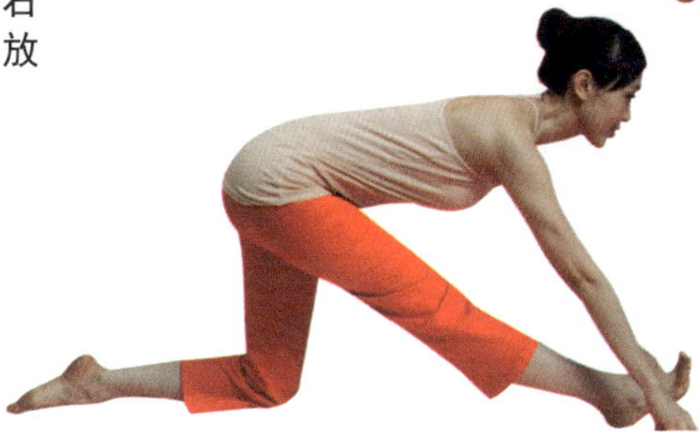

2

两脚伸直劈腿

慢慢将右腿伸直，接着将右腿向前延伸，做类似劈腿的动作，可以延展大腿的前侧及外侧，将骨盆稳定，身体往上延伸，停留3～5个呼吸。

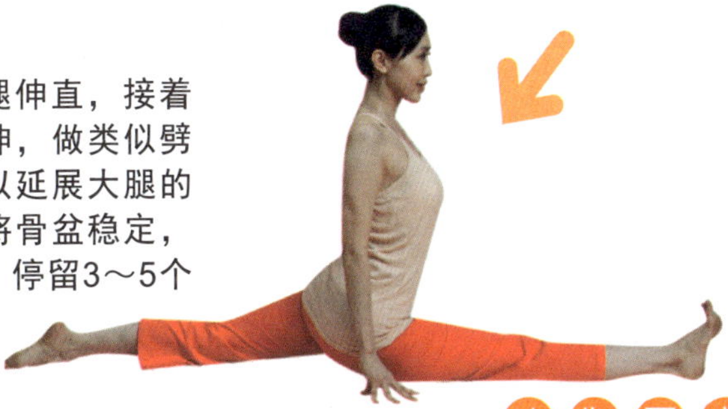

动作要点

替代动作

一般人大腿后侧的肌肉较紧绷，这个时候你可以在身体两侧放瑜伽砖，臀部下方放瑜伽枕，如果没有瑜伽枕，可以准备2～3个枕头来垫高身体。适时地移动砖头，让身体与肩膀呈一条直线，肚脐微微往内收，躯干向上挺直，让大腿肌肉完全延展，僵硬的后侧肌肉会逐渐变得柔软。

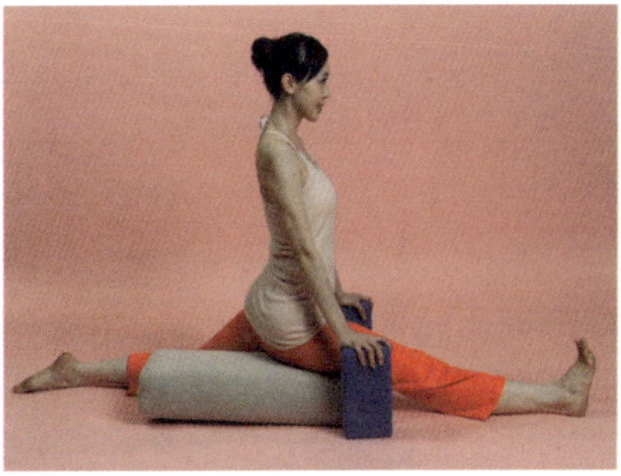

肉肉腿·臀部下垂

拉提臀部，消除大腿根部的赘肉

动作1

单脚拉弓

开始 踢小腿，大腿离开地面

1

趴姿，吸气，左前臂贴地挺起上半身，同时右膝弯曲，右手抓住脚踝。吸气，左手推地，小腿向后踢，大腿离开地面，躯干向上方延展，停留3～5个呼吸，结束后换另一边练习。

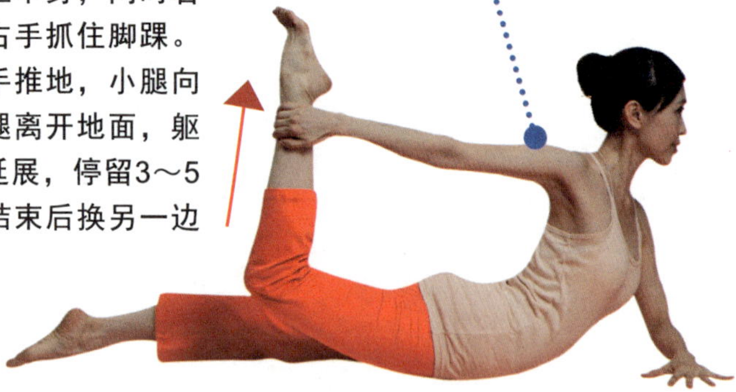

动作要点

收紧软肉、全身伸展

两边髋骨要保持贴地，不要外翻，让骨盆稳定。这个动作除了能收紧大腿后侧、根部的软肉，还可以打开胸腔、按摩腹部、增加心肺功能、促进肠胃蠕动、增加背部柔韧性并活络肩胛骨，可以有效运动平时较少伸展到的部位。

动作 2

弓式

DVD示范

1

开始 **双手抓住弯曲的小腿**

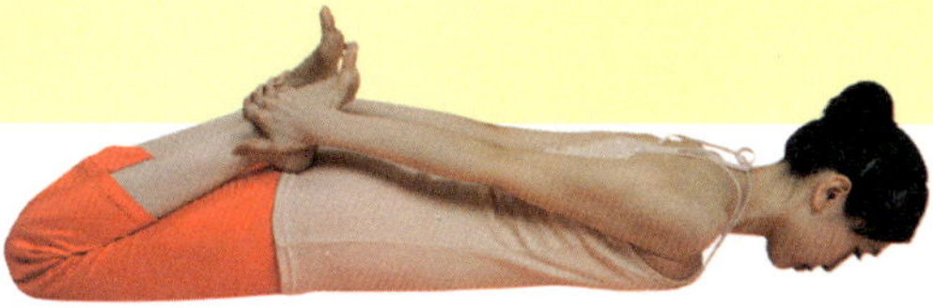

趴下，脚背贴地，双腿向后延伸。膝盖弯曲，双手从背后抓住脚背或脚踝，膝盖打开与臀部同宽。

2

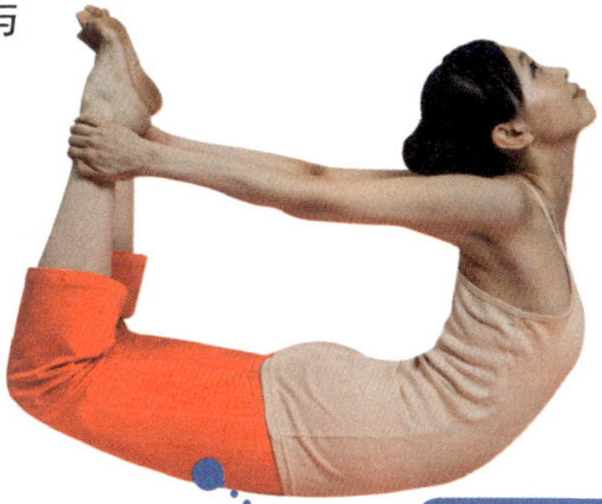

肩膀后转，卷起上半身

肩膀向后打开，吸气，腹部往上提，胸口和上半身慢慢地向上提起。吐气，小腿出力慢慢向后踢，小腹往内收，停留3～5个呼吸。

注意 »

髋骨贴地，臀部不要翘起来，否则会挤压到腰椎。

动作要点

替代动作

大腿前侧比较紧绷的人，双手可能无法抓住脚踝，可以用毛巾扣住脚背，同样能达到训练的效果。这个动作会使躯干完全展开，就像一把弓一样，将大腿往上抬，小腿往后踢，增加延展程度，动作完成后可以慢慢回到婴儿式休息。

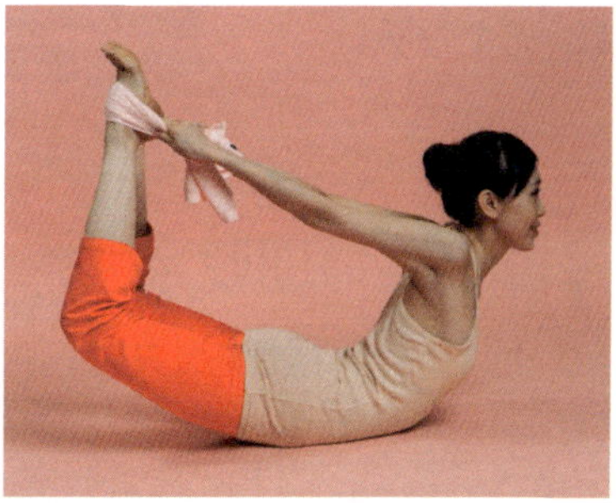

骨盆歪斜·臀部松垮

让越坐越大的骨盆回归正常

动作1

桌子

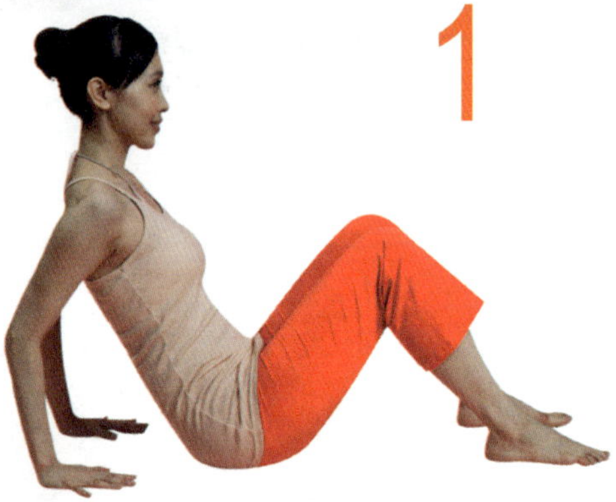

开始 **预备姿势**

坐姿，弯曲膝盖，双脚打开与臀部同宽，脚板稳稳踩地，双手放在臀部后方，手指尖朝前预备。

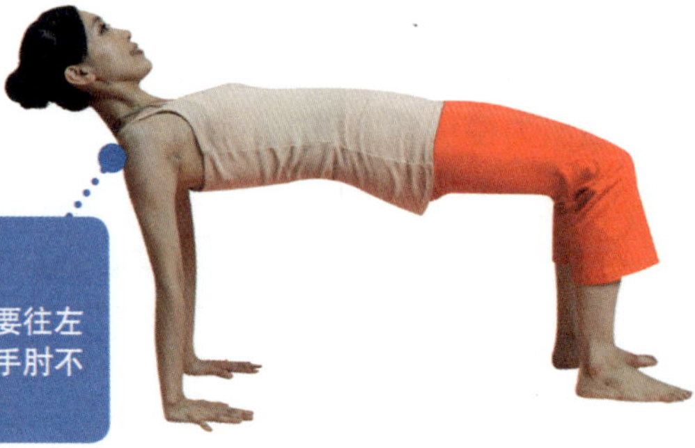

2 骨盆向上抬高呈桌子状

吸气，骨盆慢慢提高，尽量使躯干与大腿呈一条直线，像一个平整的桌面，停留3～5个呼吸。

注意»

肩膀要往左右打开，手肘不要锁死。

动作要点

骨盆抬高臀部收紧

练习时记得要收腹夹臀，可同时训练核心肌群及臀部的肌肉，维持平顺自然的呼吸。双手要伸直，但不要锁死让手肘过度往内顶，骨盆抬高代表臀部在收紧、用力，对于美化臀部线条很有帮助。

动作 2

卧姿英雄式

开始

1 预备姿势

将抱枕置于臀部后方，坐姿，小腿肚向外拨以减少挤压。

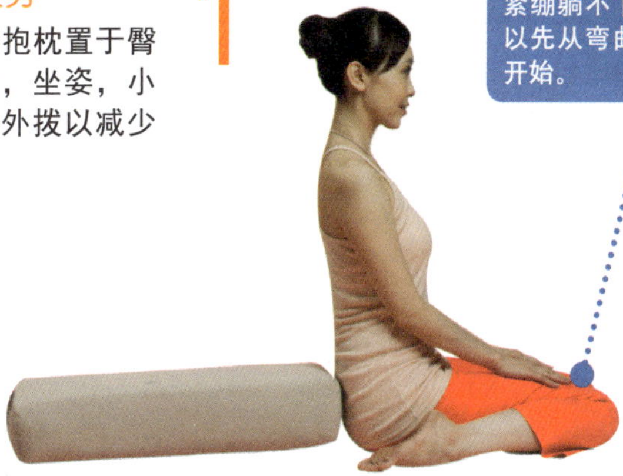

注意 »

如果感觉大腿紧绷躺不下来，可以先从弯曲一只腿开始。

2 身体慢慢向后躺延伸

颈部下方垫毛巾，让额头略高于下巴，身体慢慢向后躺下，注意不要推腰，肚脐要向下沉。大腿前侧较紧坐不下来的人可在臀下放置毛巾或瑜伽砖，停留3～5个呼吸后，慢慢起身，双腿向前伸直放松。

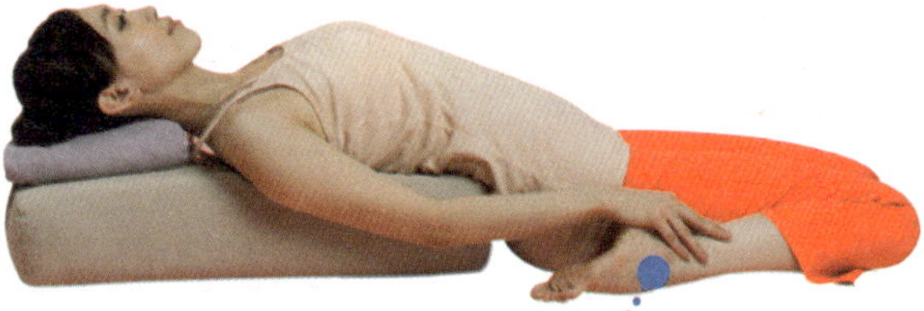

注意 »

双手推脚跟，可以使大腿前侧肌肉获得更多伸展。

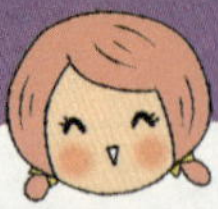

小腹凸出·臀部僵硬

紧实臀部肌肉，告别“松垮垮”

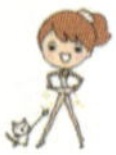

动作1

鲸鱼式

1

开始 预备姿势

身体俯卧，双手向前伸直点地，双脚脚踝互勾。

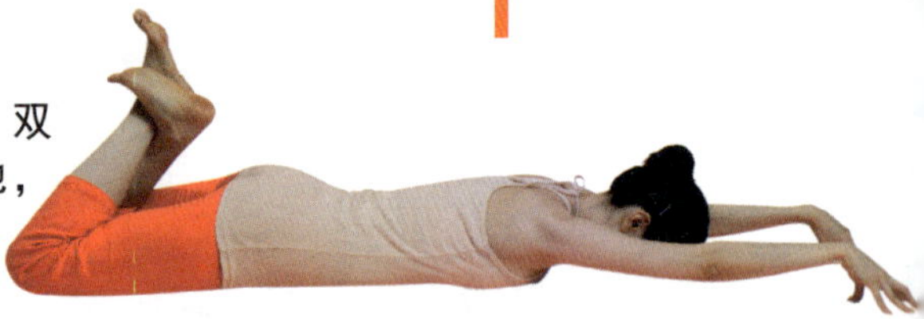

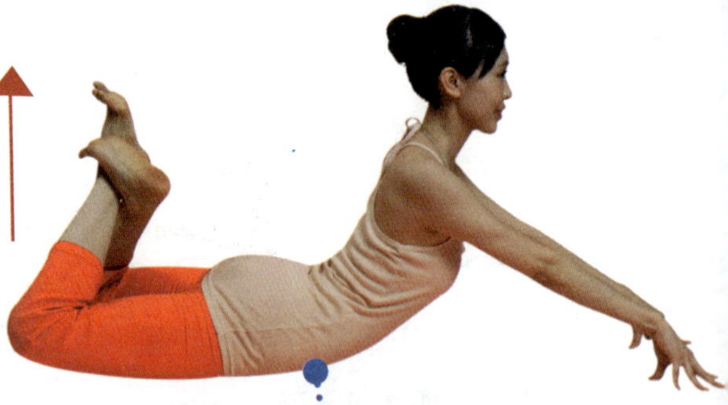

2

大腿向上抬高

吸气，卷尾骨，上半身提起，双手手指轻触地板，大腿用力向上抬高，感觉臀部也在用力，停留3～5个呼吸，结束后，替换脚踝交叉再练习。

注意》

腹部用力，尽量让大腿往上抬，幅度虽然不大，可是伸展的幅度很大，两边髋骨不要外翻。

动作2

门闩式变化式2

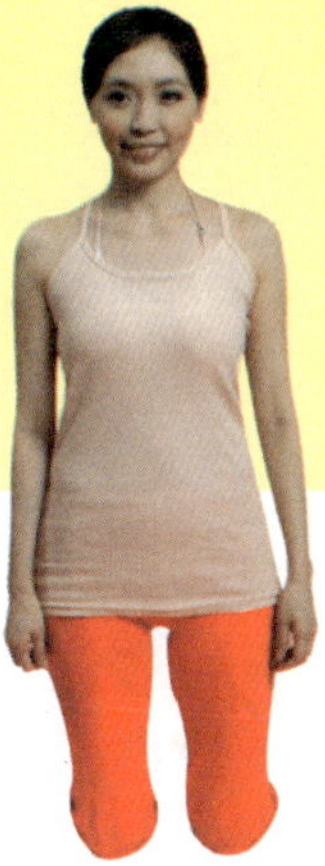

开始 **预备姿势**

呈长跪姿，右脚向右跨一步，右脚板贴地，脚跟与左膝对齐，两手叉腰。

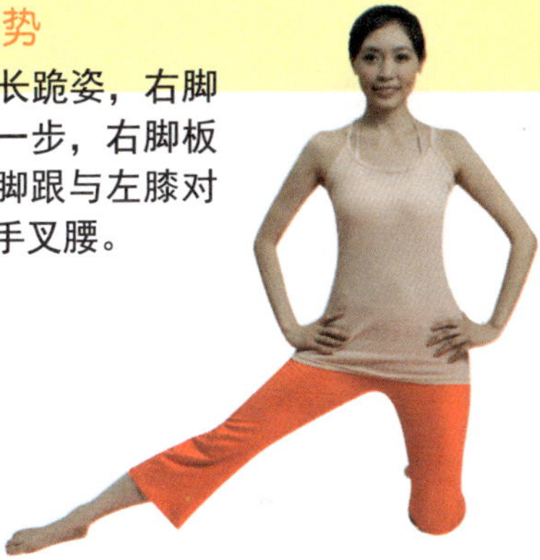

1

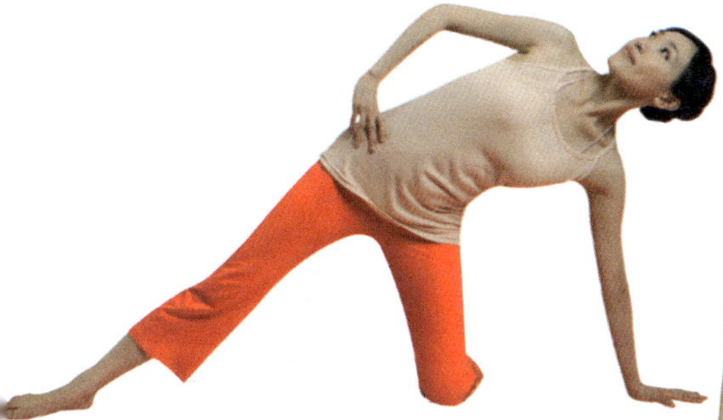

2

身体延展，右手向上举起

吸气，双手向左右平举，吐气，身体朝左边延展，左手放在地板上，右手向上举起，视线停留在右手大拇指，保持3～5个呼吸后，眼睛看回地板，吸气，上半身回正，左腿收回呈长跪姿，再换另一边练习。

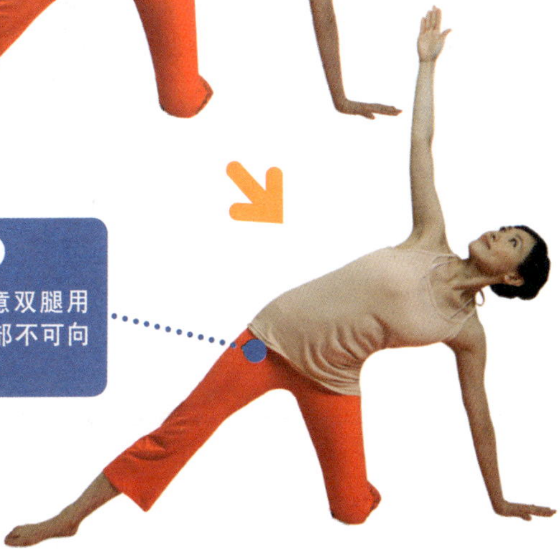

注意 »

留意双腿用力，臀部不可向后翘。

肥臀·膝盖无力

强化膝关节，修饰臀背线条

动作1

英雄式

注意»

选择固定的椅子，也可以将手扶在墙壁上来保持平衡。

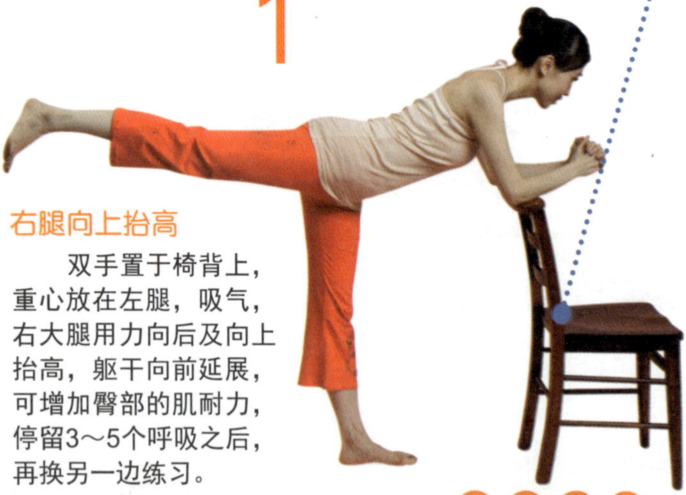

开始

右腿向上抬高

双手置于椅背上，重心放在左腿，吸气，右大腿用力向后及向上抬高，躯干向前延展，可增加臀部的肌耐力，停留3～5个呼吸之后，再换另一边练习。

动作要点

高阶动作

比较熟练的人，也可以不使用椅子。站姿，先将右脚往后点一小步，再慢慢抬高右腿，同时双手向前伸直。膝盖无力的人走路很容易累，可以多练习这个动作来强化膝关节。

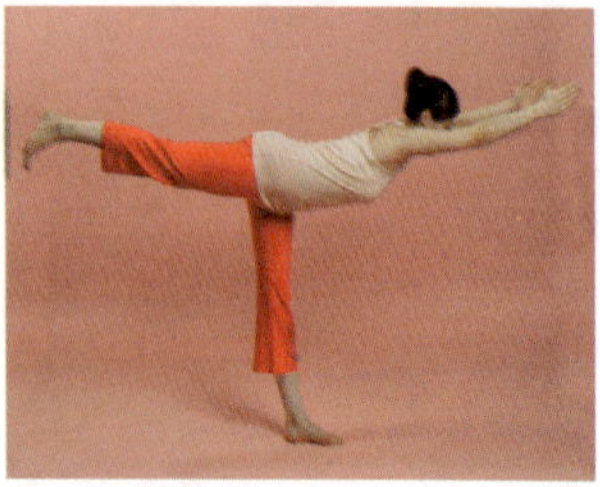

动作 2

虎式

开始 **预备姿势**

四肢跪姿，双脚打开与臀同宽，膝盖在臀部正下方，手臂在肩膀的正下方。

1

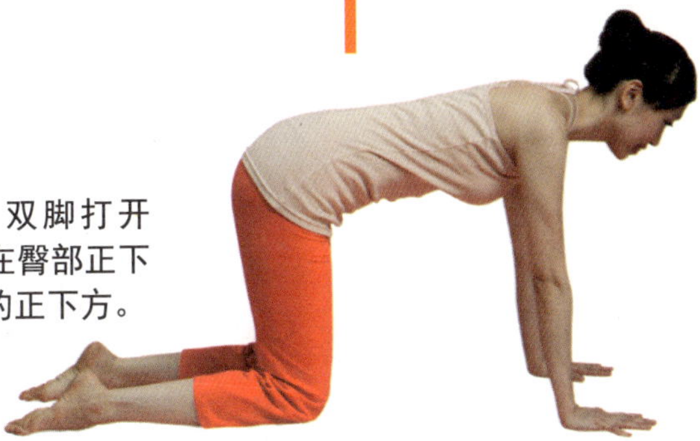

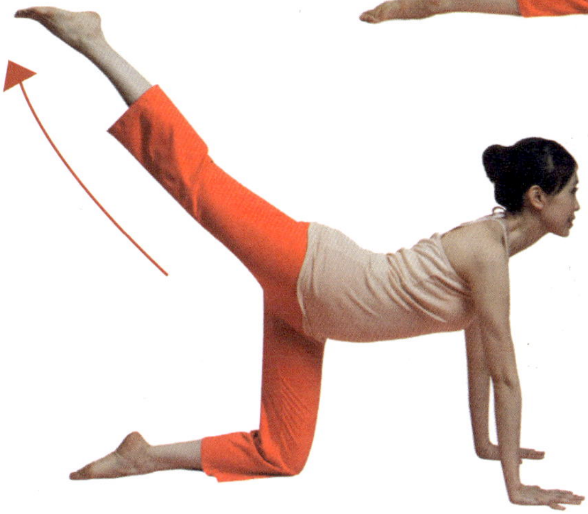

2

右腿往后抬高

吸气，右腿慢慢向后伸直抬高，同时躯干延展，头抬向斜前方，停留3～5个呼吸。

3

膝盖靠近下巴

吐气，右膝弯曲，低头，让膝盖尽量靠近下巴或鼻尖，重复2～3次，来回练习约15～20次，接着换另一边。

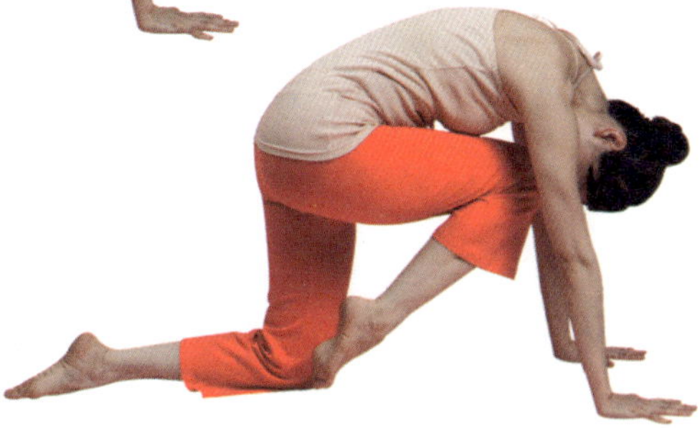

动作要点

可以强化脊椎骨骼

虎式属于全身性的伸展，能有效修饰臀背线条，对于强化脊椎骨骼非常有帮助，除了能消除扰人的臀部脂肪之外，还可以锻炼出迷人的腹肌线条。

只要一个动作！
解决最困扰的腿部问题！

Q：膝盖旁的脂肪和“马鞍肉”好明显，连穿长裤腿都看起来很壮！

A：膝盖夹砖，减少膝盖部位的脂肪，腿部更完美！

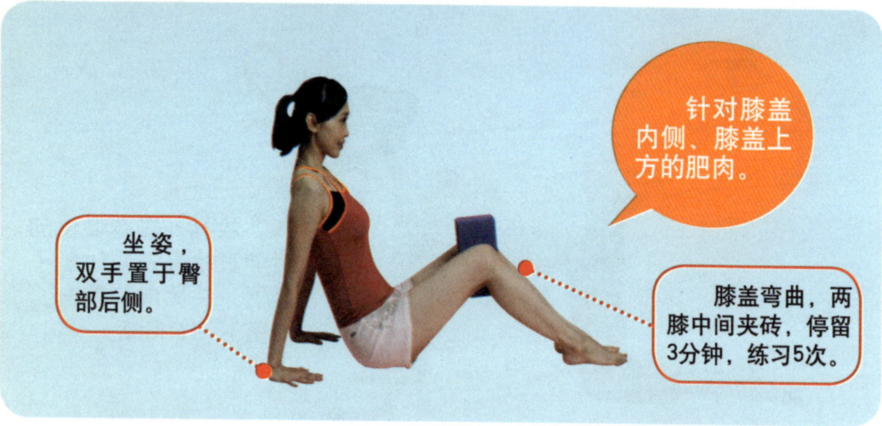
针对膝盖内侧、膝盖上方的肥肉。
坐姿，双手置于臀部后侧。
膝盖弯曲，两膝中间夹砖，停留3分钟，练习5次。

A：侧向抬腿，消除大腿外侧的“马鞍肉”！

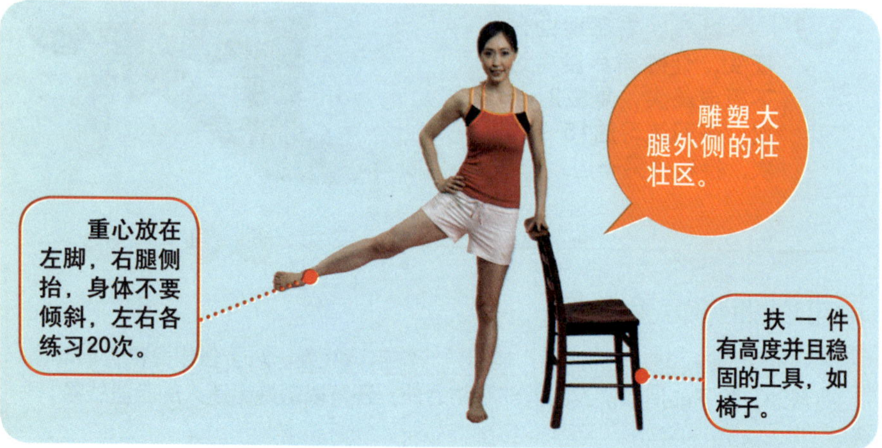
雕塑大腿外侧的壮壮区。
重心放在左脚，右腿侧抬，身体不要倾斜，左右各练习20次。
扶一件有高度并且稳固的工具，如椅子。

Q：走路外八，大腿内侧不停地“黏”在一起，原来是“腿歪”惹的祸！

A：山式搭配瑜伽砖，改善内侧多肉的X型腿！

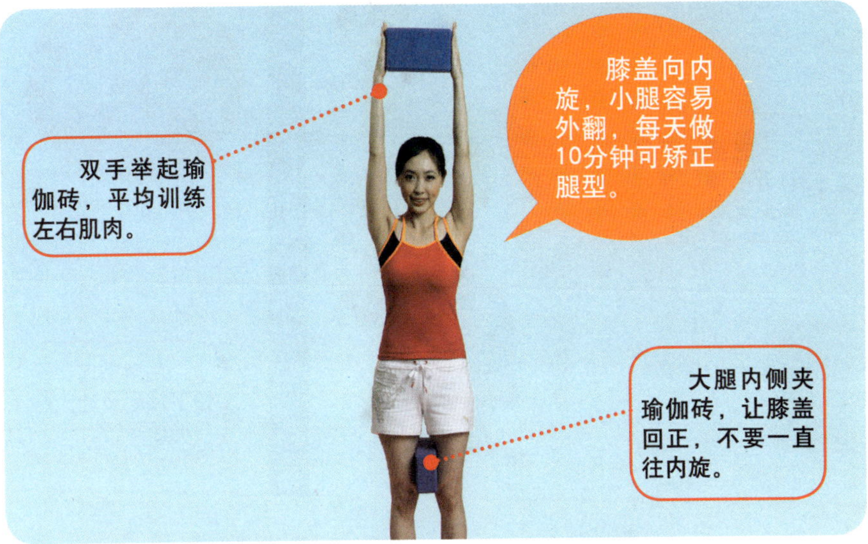

双手举起瑜伽砖，平均训练左右肌肉。
膝盖向内旋，小腿容易外翻，每天做10分钟可矫正腿型。
大腿内侧夹瑜伽砖，让膝盖回正，不要一直往内旋。

A：山式搭配拉带，调整变形的O型腿！

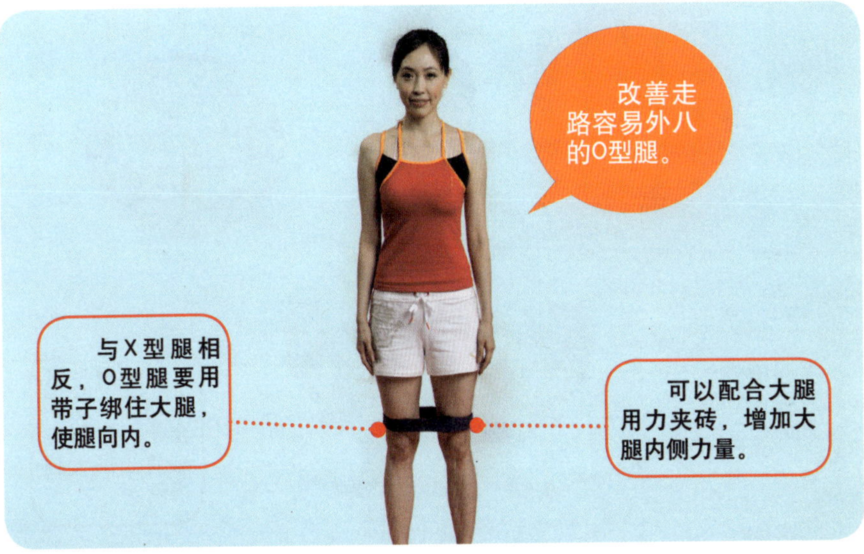

Q：大腿根部挤出来的赘肉真难消除，好烦恼！

A：椅子式夹砖，增加腿部肌耐力，调整歪腿！

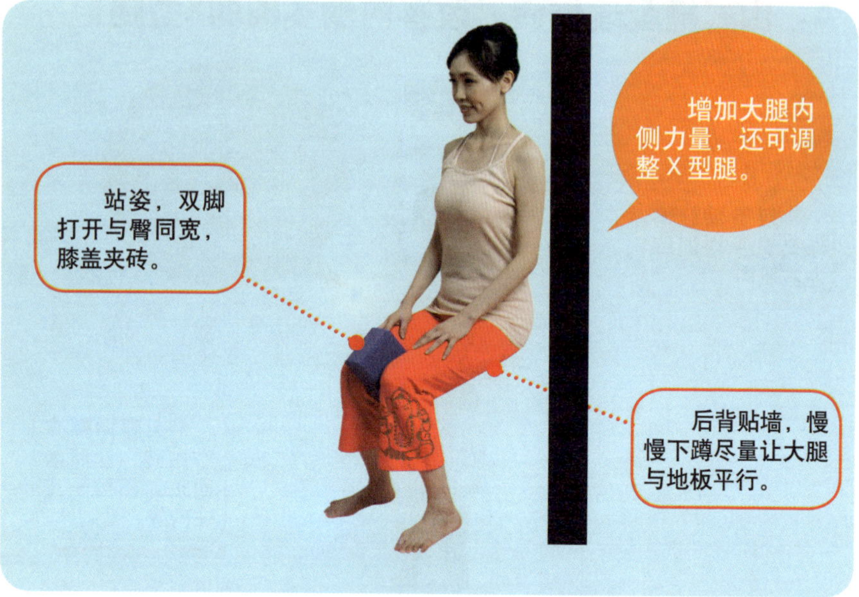

A：蹲姿开胯，去除大腿根部的赘肉！

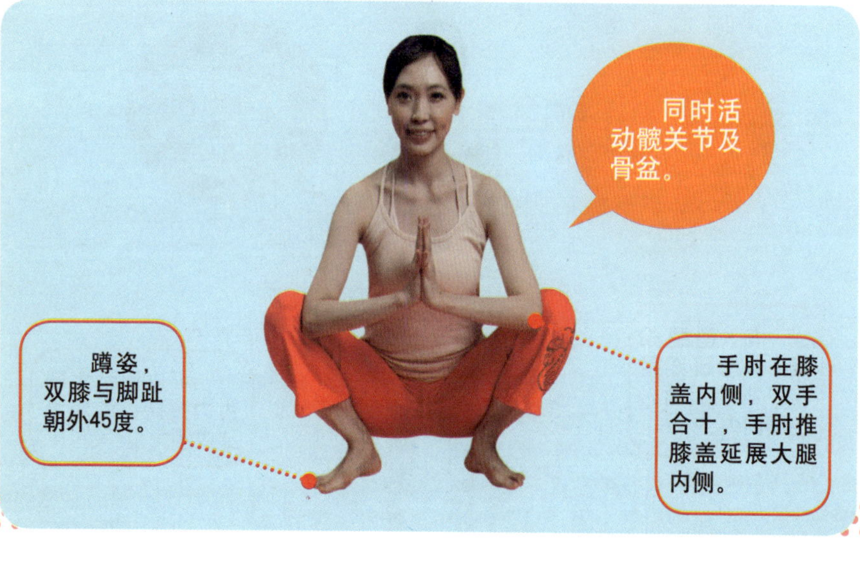
同时活动髋关节及骨盆。
蹲姿，双膝与脚趾朝外45度。
手肘在膝盖内侧，双手合十，手肘推膝盖延展大腿内侧。

第四章

效果加倍！让双腿变细的晚间保养重点

保暖・按摩・床铺瑜伽，

瘦腿指数100%！

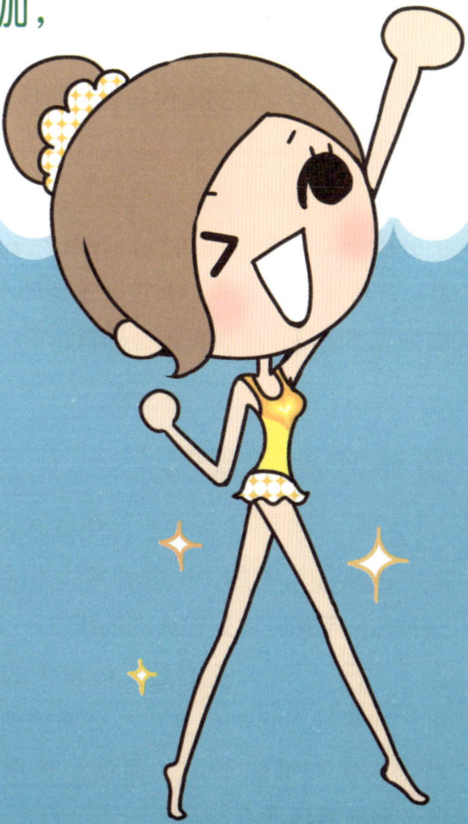

做好保暖功，不怕大腿肿

当体温变低的时候，基础代谢会下降，
血液循环也会变差，同时身体会生成更多的脂肪来保温，
所以会导致肥胖、橘皮等问题的产生。不仅如此，
女性的子宫非常怕冷，如果受寒的话，
还会引发经期不顺、痛经、脸上长斑、
皮肤无光泽等症状。

中医认为女性的体质与气血循环密切相关，然而“血得热则行，得寒则滞”，如果身体温暖，气血就会顺畅，肌肉也比较放松，神经和血管不易受到压迫，人自然显得健康、有活力；但如果身体受寒，便会影响体内的气血运行，容易产生许多小毛病，像消化不良、肥胖、水肿等等。此外，女性在生理期子宫与骨盆容易受寒，如果没有加强腹部保暖，很有可能会感冒。

身体容易受寒的人

1. 先天体质虚寒▶天生体质偏寒的人，脸色通常较为苍白、比较怕冷，不论在什么季节，手脚经常处在冰冷的状态。

2. 缺乏运动▶肌肉是人体最大的发热机，如果缺乏运动、久坐办公桌的话，容易因为肌肉锻炼不足，而使身体变得寒冷、血液循环不良。

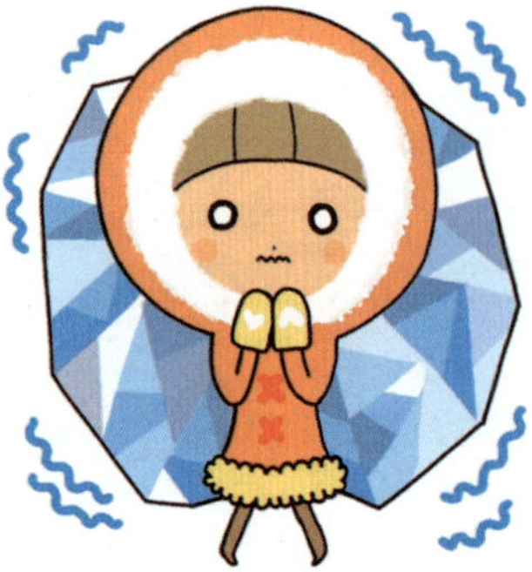

3. 常吃冰冷的食物▶女生体质属阴，其实是不可以贪凉的，但一到了夏天就难以抗拒随处可见的冰品、冷饮和属性偏凉的蔬果（如西瓜、梨子、苦瓜、白萝卜等）。

4. 节食或快速减肥▶这种瘦身方式通常比较激烈，且属于非健康的方法，所以身体会处于缺乏能量的状态，寒气容易入侵体内。

5. 长时间待在空调房▶为了消暑，上班族经常吹8小时以上的冷气，如果又没有特别加衣保暖的话，体温就容易降低。

6. 爱美、不怕冷▶很多女生为了漂亮，即使天气冷飕飕，也会穿个小短裙，殊不知“寒从脚起”，身体一旦受寒，各种各样的问题就会接踵而来。

保暖10大妙招

1. 每周最少泡澡或泡脚两次，来加速血液循环，使身体变得温暖。

2. 吹头发时，可多吹吹百会穴（头顶中心点与两侧耳尖连线的交会处），帮助气血循环畅通。但不可定点吹，也不能吹太久，要一直左右移动，并与头皮保持约15厘米～20厘米的距离，以免烫伤头皮。

3. 睡觉时，不论天气有多热，都必须用棉被盖住腰部到臀部这一带，肚子不能着凉。

4. “动则生阳”，保持良好的运动习惯，增加体内的肌肉量，便能使体温升高、提高新陈代谢。

5. 多吃补气暖身的食物（体质偏热的人不宜吃多，会上火），如姜、核桃、红枣等属性温热的食物，可化解体内的寒气；少吃属性寒凉的食物，如果真的想吃，可搭配热性食物一起烹调，中和寒热的属性。

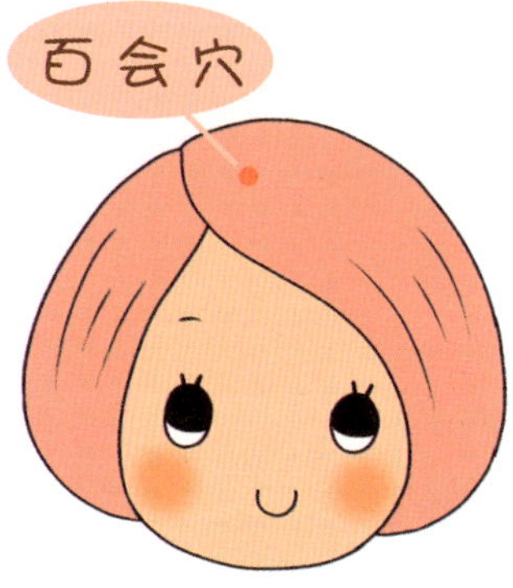

6. 尽量喝常温或温热的水，少喝冰凉的饮料。不要吃刚从冰箱拿出来的食物，等回温之后再吃，以减少冰品对身体的直接伤害。

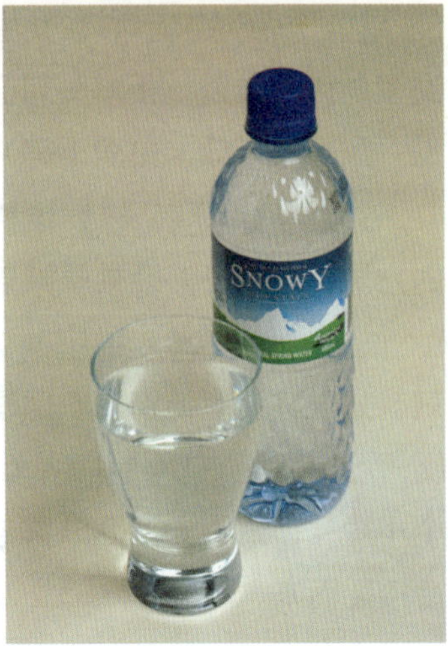

7. 平时穿衣服要多注意腰、腹和双腿的保暖，少穿短裙、低腰裤或露脐装。天冷的时候可以加穿保暖衣、丝袜来御寒。

8. 经常待在空调房的人，最好准备一件薄外套或毯子，避免手臂或腿部受凉。尽量面对空调，不要让空调直吹背部或腰部。可以的话，利用休息的空当，到室外晒晒太阳，赶走体内的寒气。

9. 偶尔给自己来一次脚底穴位的经络按摩，对于疏通经脉、加速血液循环很有帮助。

10. 肚子不适的时候，比如痛经、腹胀，可以用毛巾或热敷袋敷在腹部周围，5分钟～10分钟即可。

用热敷袋或暖暖包热敷
关元穴
（位于肚脐下方3寸，
约4指宽处），
可促进气血循环，
缓解痛经、腹胀等问题。

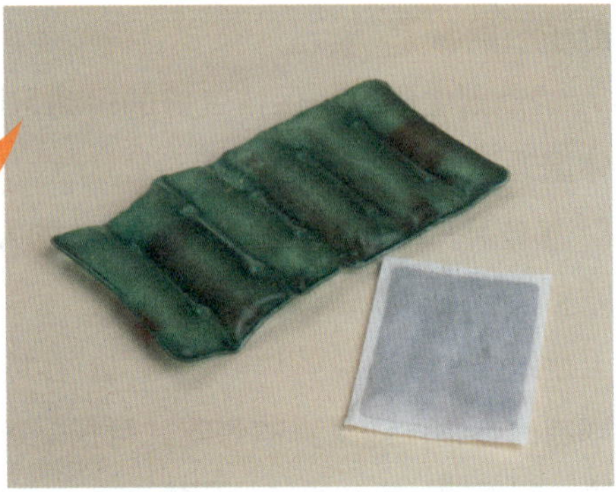

泡个瘦身澡，加速血液循环

当人体的体温升高，代谢就会比较好，
所以我们要尽量让身体保持温暖。除了运动之外，
最容易做到的就是泡澡。

如果你有下半身肥胖的困扰，尤其是容易水肿的人请多多泡澡！热水的温度可促进血液循环与新陈代谢，放松紧张僵硬的肌肉，并且具有利尿、消除水肿的作用。（淋浴时间较短、保暖效果不佳）

每周的泡澡次数最少2次，可在水中加入沐浴盐、海盐或是精油，不但能够去角质，还可加速代谢老废物质，改善橘皮组织的症状。泡完澡之后，可以再搽一些保养品或纤体产品，使吸收效果加倍。

水温建议控制在40℃～42℃，不用太热，时间也不宜过久，15分钟～20分钟为佳。如果不怕麻烦，可以先用温水泡半身浴（水的高度在肚脐以下），最后5分钟再把水加热，改泡全身浴，促进循环的效果会更好。

天气比较炎热的时候，建议采用冷热交替的方式泡澡：先以温水泡澡约3分钟，再用冷水淋浴3分钟，反复交替3次，对于改善下半身水肿、紧实皮肤很有帮助。但是气温偏低的时候，就不建议再使用冷水，以免感冒，可以切几片生姜片放入水中，有助于提高体温、加速血液循环。

通过泡澡让身体变暖之后，再按摩**膝盖后侧**的淋巴结，有助于促进淋巴循环。

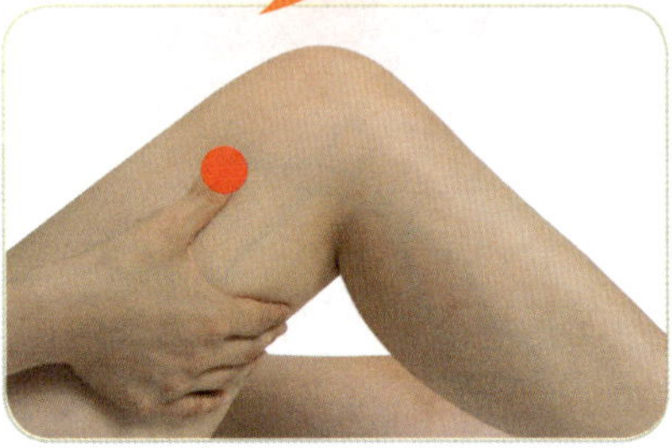

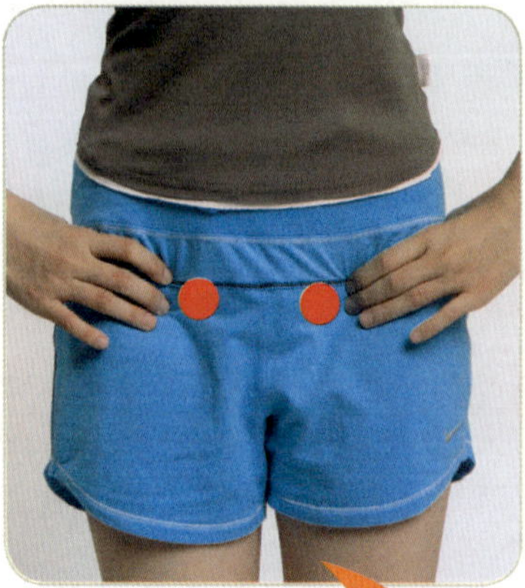

你也可以将手指并拢，用指腹深层按压**大腿根部**的淋巴结。

关于精油泡澡……

使用精油泡澡时，不论加入几种精油，总共只要5滴～6滴即可，不用加太多，以免引起皮肤过敏之类的问题。因为精油不溶于水，建议先和植物油或是泡咖啡用的奶油球融合调匀，再倒入浴缸，这样比较容易溶解于水中。

如果觉得太麻烦，也可以直接滴入热水中，通过“闻”来吸取精油。但是请勿挑选对皮肤太过刺激的精油，像罗勒、黑胡椒、柠檬香茅、柠檬马鞭草等精油，因为容易刺激皮肤，建议调和、稀释之后再加入水中。

除此之外，你也可以将精油与植物油事先调好，洗澡前擦在身上，再进入浴缸泡澡，这样精油会透过皮肤在体内循环，发挥作用，效果也很不错。

症状	精油推荐
脂肪堆积	广藿香、葡萄柚、茴香
水肿	杜松子、茴香、迷迭香、葡萄柚、黑胡椒、柠檬马鞭草
循环、代谢不良	天竺葵、杜松子、姜
皮肤松弛	罗勒、迷迭香、葡萄柚、柠檬香茅
肌肉僵硬	薰衣草

只泡脚，也能促进血液循环

如果无法泡澡的话，浸泡双脚15分钟～20分钟，同样能够促进淋巴与血液循环、消除水肿。泡脚盆的高度最好能到膝盖的位置，这样整条小腿都能泡到，效果会更好。

水温也是跟泡澡一样，控制在40℃～42℃，比体温略高即可。可以的话，建议准备2个盆，分别装入温热的水与冷水，冷热交替浸泡各3次，利用温差来刺激血管，加速血液循环。

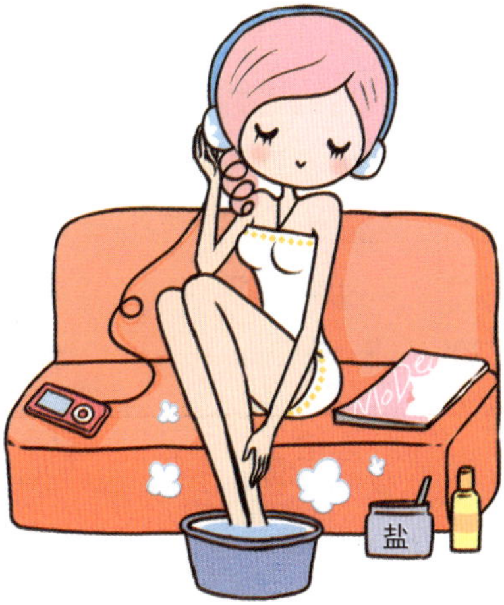

敲打胆经，消除大腿外侧的多余脂肪！

胆汁的分泌与人体的消化吸收能力有关，
倘若胆经阻塞、胆汁分泌不足，将无法有效吸收食物的养分，
体内的垃圾也无法顺利排除，
脂肪便开始堆积在臀部和大腿外侧。

胆经是一条很长的经络（从头延伸到脚），大部分都与其他经络相邻，唯独在大腿外侧，从髋关节到膝盖这一段，附近没有其他经络，就只有一条胆经。这也是整条胆经中最容易受寒、阻塞的一段，所以很多女性会觉得大腿外侧特别容易形成赘肉。

事实上，每天只要花费5分钟，敲打大腿外侧的胆经（泡澡后敲打，效果最好），就有可能减少扰人的赘肉哦！通过敲胆经，一方面可促使胆汁分泌，提升人体的吸收能力；另一方面可舒经活络，血液循环变好了，垃圾自然能够顺利排出体外，人就不容易肥胖。

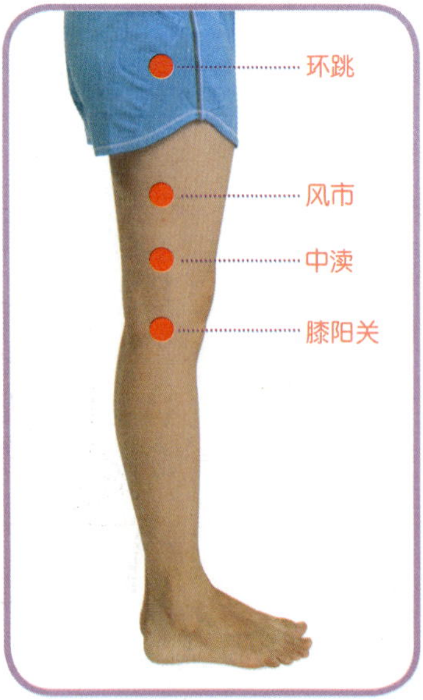

那要怎么敲胆经呢？敲胆经的重点在于“敲打大腿外侧的环跳、风市、中渎、膝阳关4个穴位”，但如果抓不准穴道的位置也没关系，只要将环跳穴到膝盖的部位平均分成4个点敲打即可。

越敲腿越细的胆经敲打法

1 身体放松，单脚弯曲踩在椅子上，膝盖约呈90度。

2 手握拳，由臀部向膝盖方向，敲打大腿外侧的4个穴位点（从上到下算1次），左右腿轮流敲50次。

3 这个动作也可以站着敲，只需把手举起来，弯腰顺势往下敲打即可。

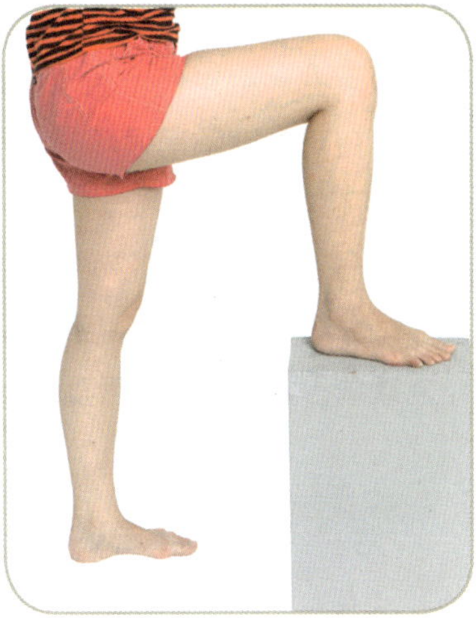

要点

白天上班时也能敲胆经！坐在椅子上，像跷二郎腿一样，将右腿跨过左腿，手握拳敲打右腿外侧，敲完之后再换左腿。

敲打时不要求快，要一下一下地敲，也不要太用力，敲打后会有热热的、酸麻的感觉。如果敲打完，发现大腿出现淤青，代表你的力量过大，应该要再轻一点。

注意小细节，敲胆经不受伤！

- 晚上11点至凌晨1点，气血进入胆经，不可在此时段敲胆经。
- 敲胆经时，只要敲打大腿外侧即可。大腿内侧跟小腿不要敲，以免敲到其他经络。
- 女性怀孕期间禁止敲胆经，生理期时也应暂停敲胆经。

美腿专用的按摩手法

一整天下来，我们经常容易感到腿部疲劳，除了泡澡之外，其实每天只要花一点时间，为双腿好好按摩一下，既能放松肌肉、舒缓肿胀感，还可加速淋巴循环、改善水肿的情形。

接下来，我们将针对不同的粗腿类型提供相应的按摩手法，请先根据第一章的内容，了解自己的腿为何变粗，再来选择按摩方式哦！注意：按摩时手法要适度，不要太用力，皮肤发红、发热、稍微有点疼是正常现象，但如果觉得很痛，甚至出现黑青，就代表你太用力了。

要 点

每天花10分钟帮腿部按摩，不容易变成“壮壮腿”或“水肿腿”。精油不仅可以用于泡澡、按摩，并且可针对身体脂肪堆积的常见部位，如“蝴蝶袖”、小腹、大腿、小腿等。加强按摩，可使曲线更加美丽、苗条。

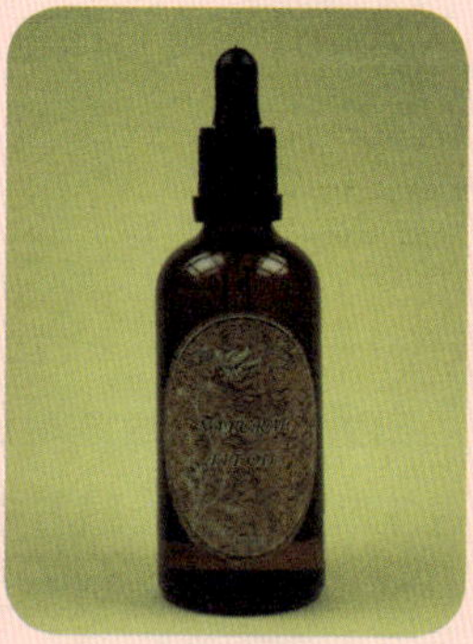

按摩6步骤

按摩淋巴，马上消除“水肿腿”！

体内多余的水分通常会堆积在身体的末梢，因无法排出体外而引起浮肿，所以有水肿问题的人，要特别针对淋巴进行按摩（往心脏方向推），以加速淋巴循环，促使水分代谢。不过，如果心脏、肾脏或淋巴系统有问题的人，非经医生许可，最好不要进行淋巴按摩。

步骤1

中趾

双手包裹脚掌，用大拇指指腹由“中趾根部→脚踝”方向加以按摩，左右脚各按推5～10次。

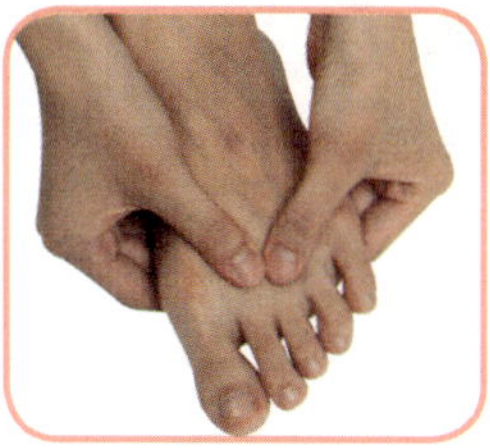

步骤2

脚踝

从脚踝开始，用双手指腹由下往上推至膝盖，按摩小腿前方的肌肉，左右腿各按推5～10次。

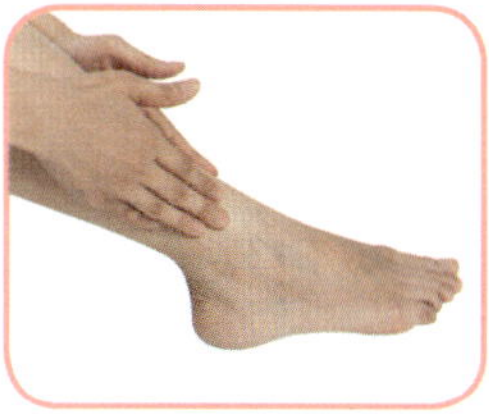

步骤3

小腿后侧

从脚踝开始，用双手指腹由小腿后方向上推至膝盖后侧，左右腿各按推5～10次。

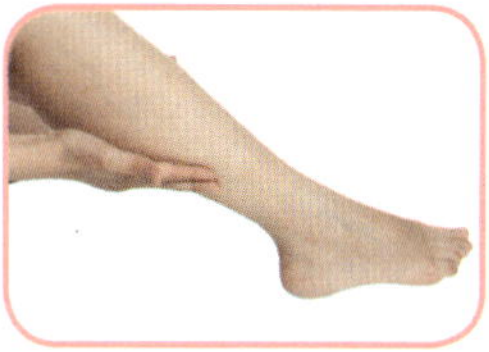

步骤4

膝盖

双手环抱膝盖，用大拇指按压膝盖后侧，刺激委中穴（位于膝盖后侧横纹的中央处），左右腿各按10次。

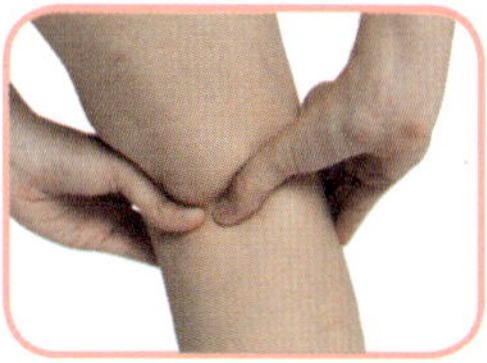

步骤5

大腿

双手大拇指与四指分开呈L型，利用指腹的力量，从膝盖处缓缓向上推到大腿根部，左右腿各按推5～10次。

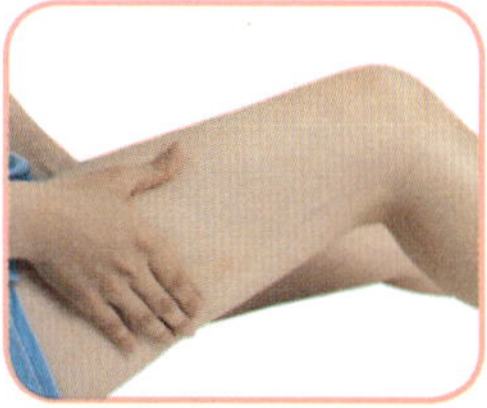

步骤6

内侧

手指并拢，从膝盖后侧开始，缓缓向上推至大腿根部，左右腿各按推5～10次。

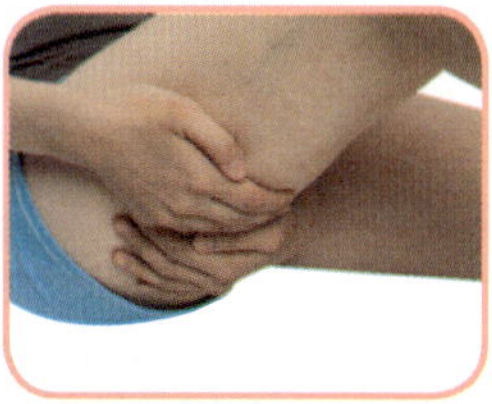

简单4步骤 软化脂肪，“肉肉腿”消失！

女性的大腿内侧容易松垮、堆积脂肪，通过按摩虽然无法直接让你瘦下来，但可以促进血液循环，并软化脂肪、加速脂肪的分解，进而塑造出美丽的腿部曲线。

步骤1 按

由膝盖向大腿根部方向，双手交叠，按压大腿内侧，左右腿各按推5～10次。

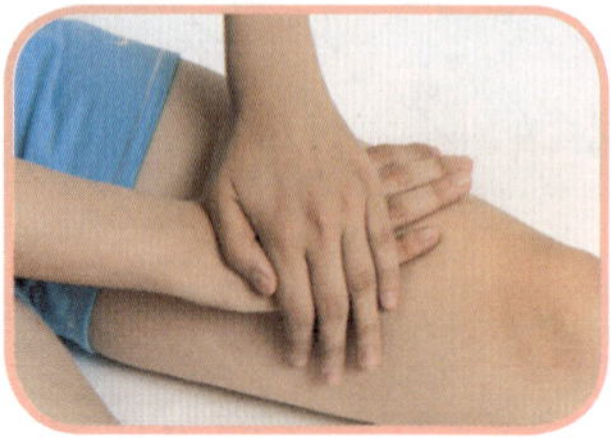

步骤2 扭

双手指腹贴着大腿，指尖用力，像拧毛巾一样，分别扭捏大腿内侧与外侧。

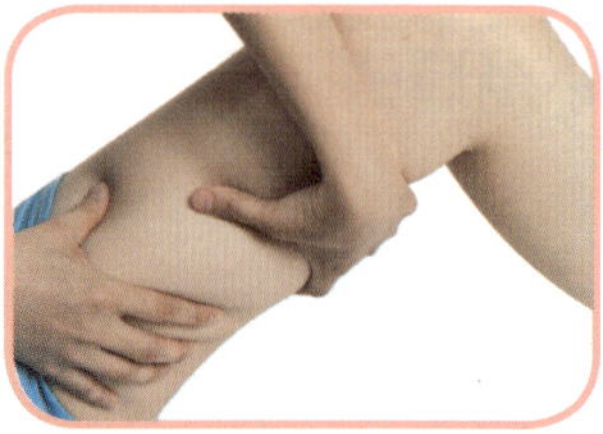

步骤3 压

双手指腹贴着小腿，指尖用力，从脚踝往膝盖方向，像拧毛巾一样，扭捏小腿肚。

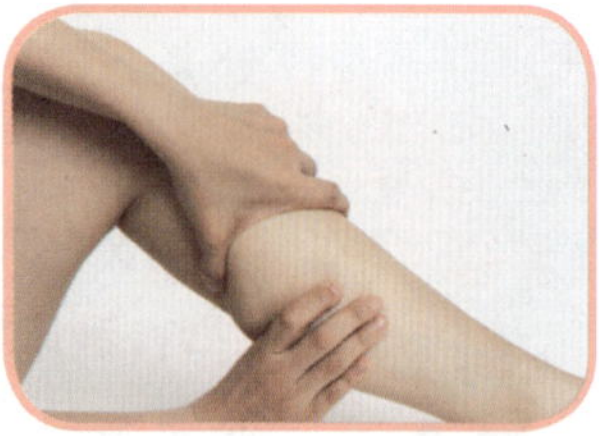

步骤4 握

双手握拳（大拇指要包进去），利用指关节的力量，由下往上按压小腿与大腿两侧肌肉，左右腿各按推5～10次。

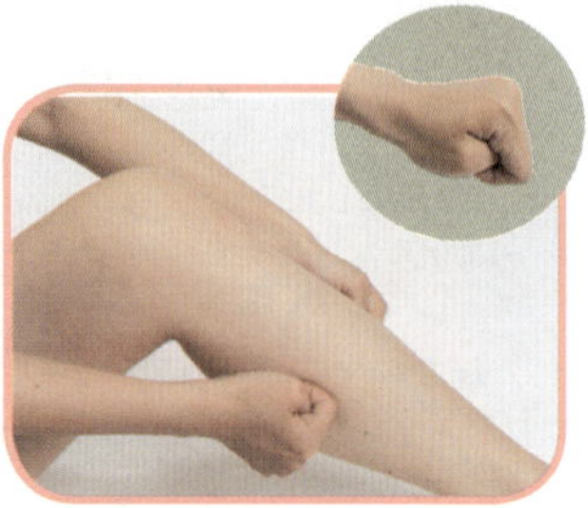

捏抓 3步骤

塑造线条，“壮壮腿”不见了！

运动后缺乏适度按摩，腿部的肌肉就会变得粗壮，想瘦也就不那么容易了。除了做一些拉筋延展的动作来拉长肌肉线条之外，通过深层按摩双管齐下，放松紧绷僵硬的肌肉，这样腿型雕塑的效果会更好。

步骤1

从上推按

利用双手大拇指与食指的力量，从膝盖上方往大腿根部推按，左右腿各10次。

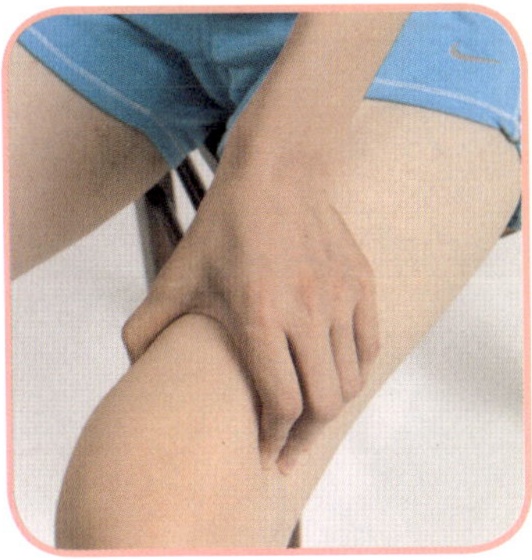

步骤2

按压大腿

坐在床上或垫子上，将两腿伸直，右腿跨过左腿，然后左腿膝盖弯曲、往回勾。利用右手手掌根部的力量，沿着大腿外侧（从膝盖往大腿根部）进行按压。左右腿各按压10次。

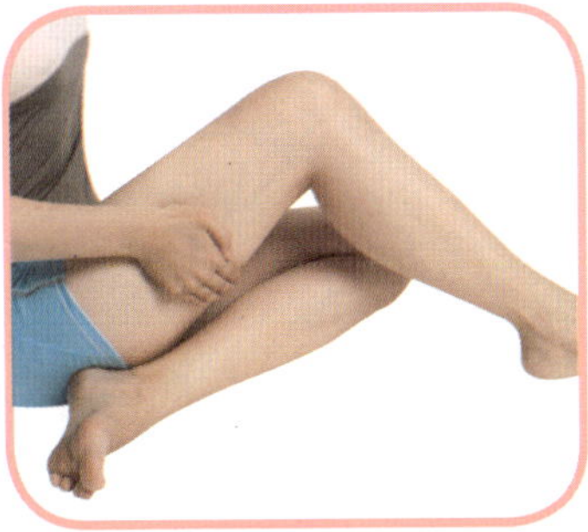

步骤3

抓捏小腿

以抓捏的方式，由下往上分别按压小腿肚的两侧与后方，左右腿各10次。

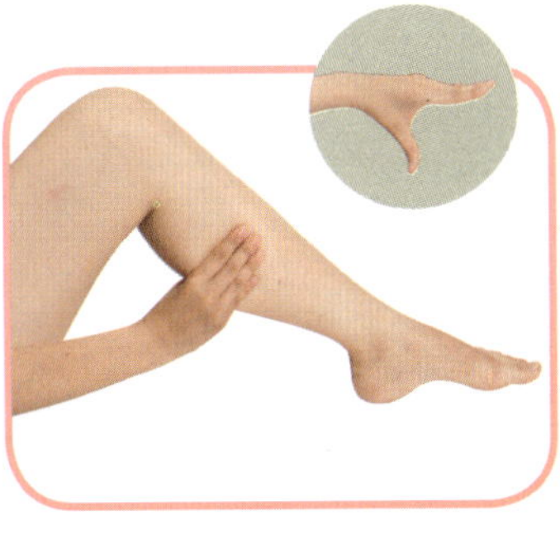

推压4步骤 针对紧实大腿，改善“橘皮腿”！

对于已经产生的橘皮组织，需通过每天勤劳地按摩，搭配具有紧实效果的瘦身霜，才有可能让皮肤渐渐回复到平滑的状态。除了瘦身霜之外，也可利用雪松、葡萄柚、欧芹、广藿香等精油，搭配基础油调匀之后，按摩橘皮部位，有助于紧实肌肤、改善橘皮组织。

步骤1 拧毛巾

坐在椅子上，双手指腹贴着大腿，像在拧毛巾一样，扭转大腿前侧的肌肉。

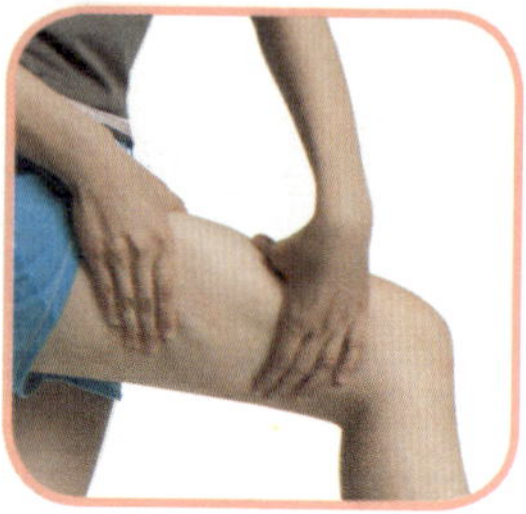

步骤2 压内侧

用大拇指的力量，从膝盖往大腿根部方向，推压大腿内侧的肌肉。

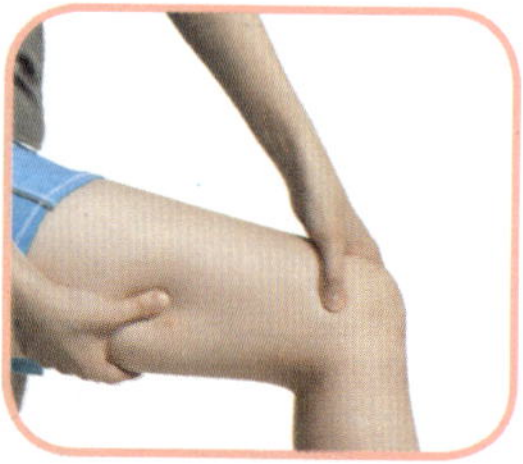

步骤3 虎口抓

坐在床上或垫子上，利用虎口的力量，从膝盖往臀部方向，抓捏大腿后侧的肌肉，左右腿各15次。

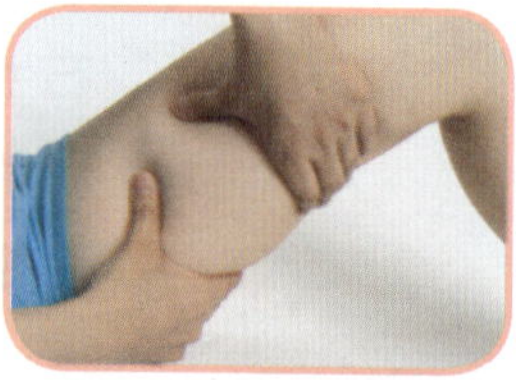

步骤4 拳推

双膝跪地，手握拳，利用手指关节的力量由下往上推，按摩大腿后侧的肌肉，左右腿各10次（可以加强提拉、按摩臀腿分界线的位置）。

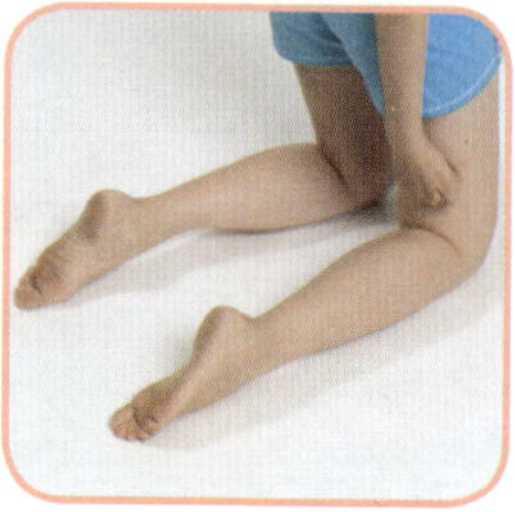

睡前抬腿5分钟，减轻腿部压力

很多人都忽略了错误抬腿的严重性！以前我们总认为靠着墙壁作抬腿运动，能够让腿变细、变美，殊不知这样可能会对膝盖造成伤害！腿抬得太久，不但无法消除腿部的不适感，膝盖长时间处于僵直的状态下，关节容易受损，血液也无法正常循环。

有些人习惯垫高腿入睡，这类型的人睡眠质量通常会比较差，因为下半身处于悬空的状态，骨盆承受的压力比较大，反而会让身体觉得不舒服。这就是为什么抬腿时如果不小心睡着了，半夜都会不自觉地醒来，并且感觉双腿又酸又麻，甚至可能僵硬到难以移动。

什么是正确的抬腿方式呢？基本原则是“脚要高过心脏，血液才能顺利回流”，建议在小腿下方多垫几个枕头，膝盖弯曲，枕头尽量靠近大腿，让小腿能够舒服地放在枕头上，肌肉处在完全放松、没有压力的状态下。

如果可以的话，脚的高度最好能够让膝盖弯曲成90度，大腿与小腿都得以支撑，整条小腿舒服地贴合在枕头上，这样肌肉不容易酸麻，血液回流的效果也比较好。

这样抬腿才有效！
脚高过心脏，膝盖弯曲，大腿和小腿都要有所支撑。

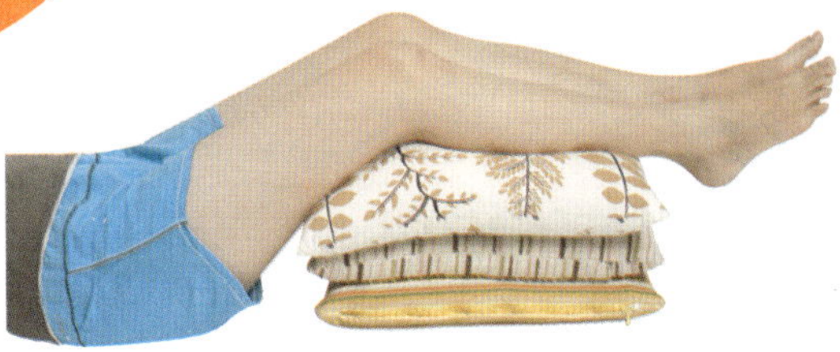

睡前9式，床上的美腿瑜伽

睡前练习5分钟~10分钟的瑜伽可以促进血液循环，放松肌肉，让睡眠质量更好！接下来介绍9招能在床上做的瘦腿瑜伽，注意床铺不要太过松软，选择有点硬度的弹簧床即可，想要瘦腿，可别放过睡前短暂的黄金时段哦！

第一式 腿部排毒

躺姿蝴蝶

促进淋巴循环，排除体内毒素

1 躺姿，双腿弯曲，双脚打开，略宽于臀部。

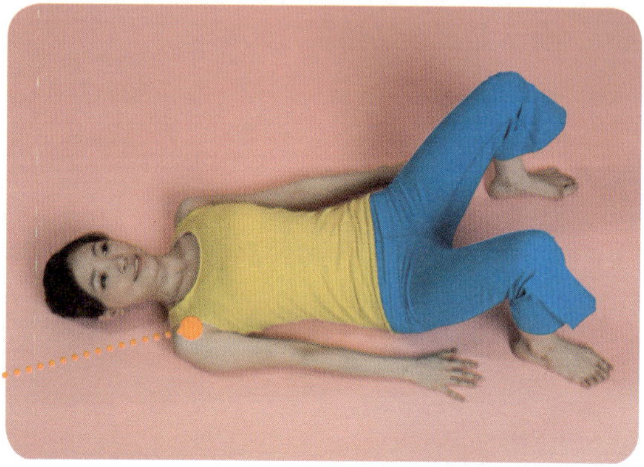

要点

背部不要拱起，不要耸肩，肩膀放松。

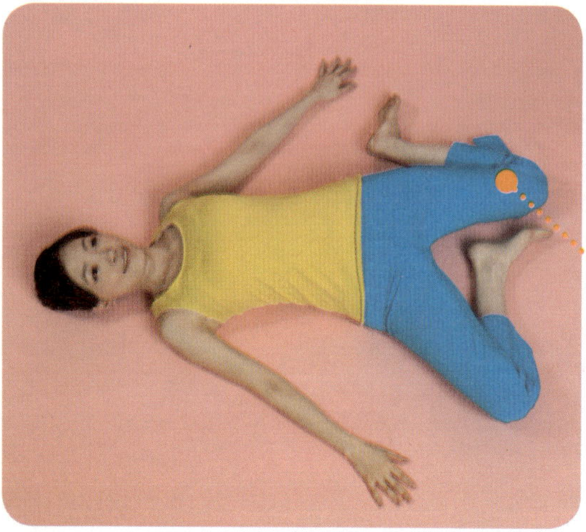

2 吐气，双腿一起倒向右边，右脚与左膝对齐，停留3～5个呼吸之后换另一边练习。

要点

左腿视个人柔软度弯曲，尽量靠近臀部。

第二式 大腿消脂

十字根式

消除松软的大腿内侧脂肪

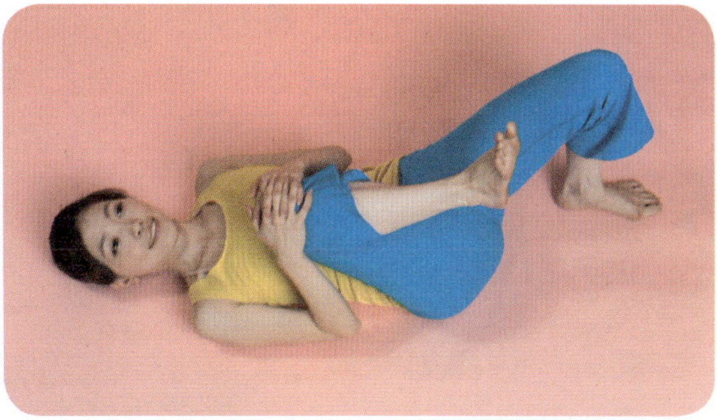

1 ▶ 躺姿，双腿弯曲，双手将右腿拉向胸口。

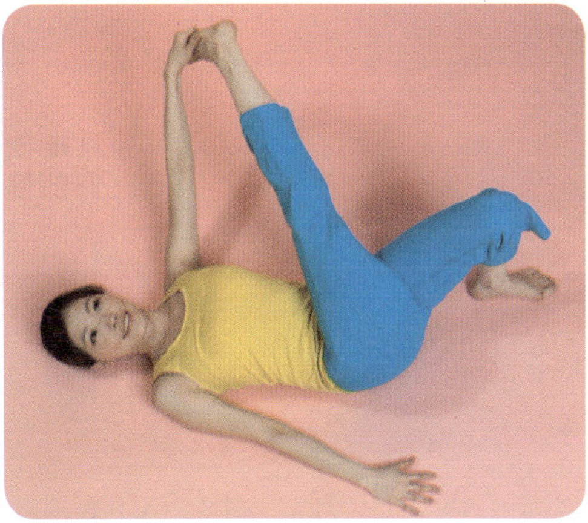

2 ◀ 接着右腿伸直，左手抓住右脚尖带向左边。

3 ▶ 伸直的腿尽量贴地，左膝盖弯曲，左手抓右腿脚尖，肩膀贴住床，不可抬起，脸向右转。

要点

如果手摸不到脚尖，可以用毛巾套住脚底来辅助完成动作。

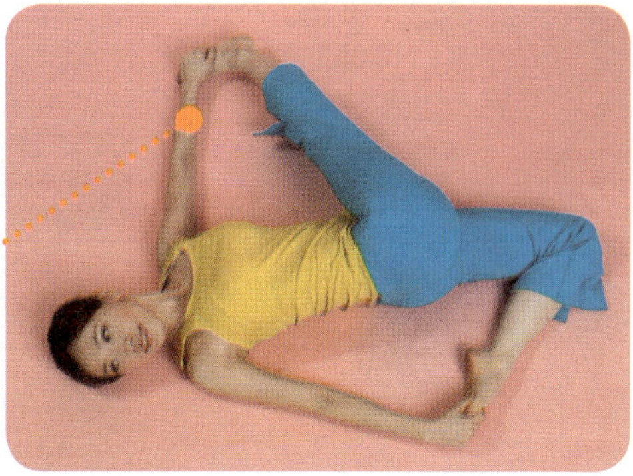

第三式 放松骨盆

蝴蝶变化式

放松骨盆，有助于活化神经、加速循环

1 躺姿，脚底板相贴，双腿膝盖朝外，打开肩膀，使肩胛骨平贴于床铺。

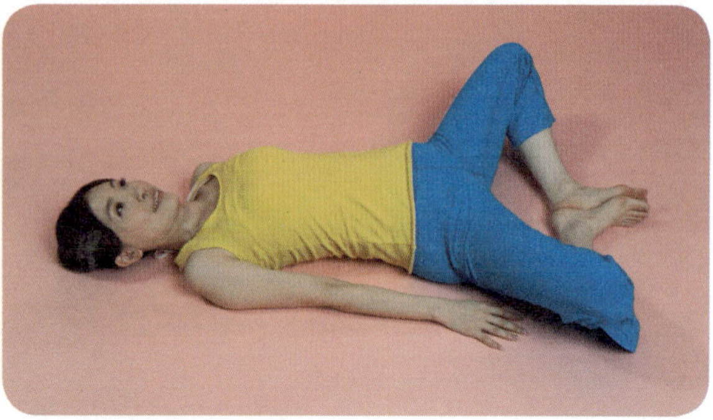

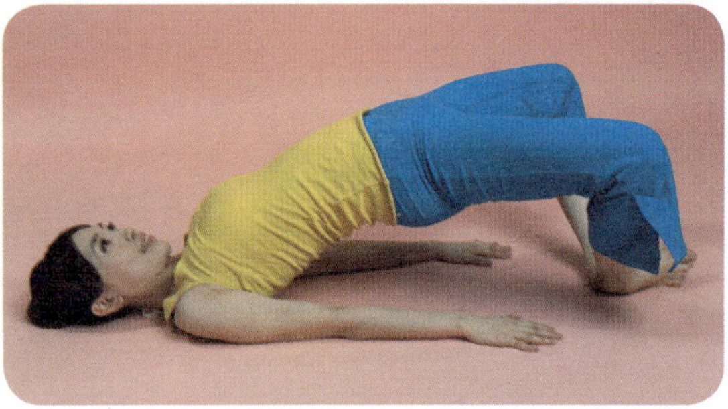

2 双手伸直按住床，吸气，臀部慢慢向上推高。

3 有余力的人可以试着将左臀往右推，右膝往右倒，双脚保持不动，停留3～5个呼吸，慢慢回复，换另一边练习。

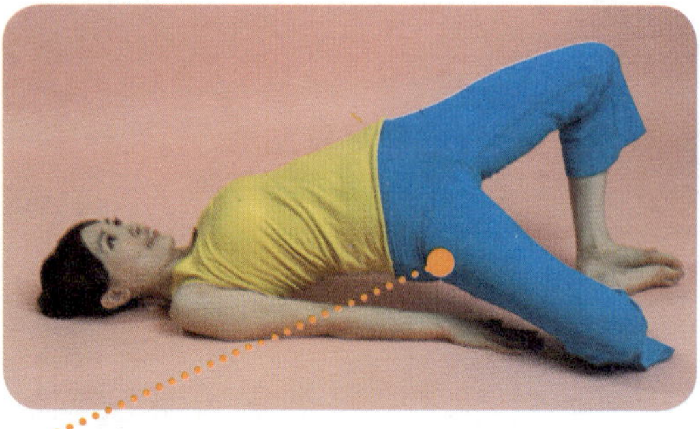

要点

动作要缓慢准确，呼吸保持平顺即可。

第四式 下肢循环

鱼式替代式

加强下半身循环，气血不淤塞

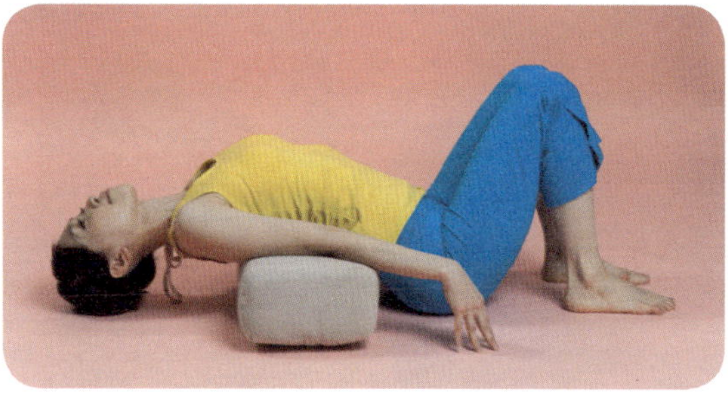

1 躺姿，膝盖弯曲，将长形抱枕置于腰椎与背部中央处，延展胸椎。

要点

双腿较无力的人，一开始可以先抬高双腿，脚掌贴住墙壁来支撑整条腿。

2 双手上举互碰，向头顶延伸，双腿向上举起45度，停留3～5个呼吸。

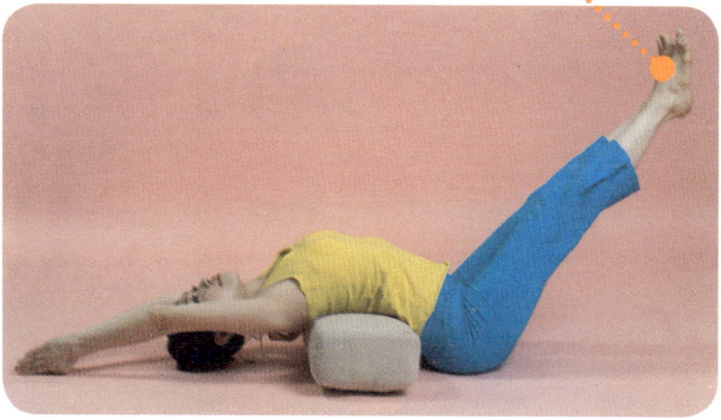

要点

可以同时改善胸闷及呼吸短促的毛病哦！

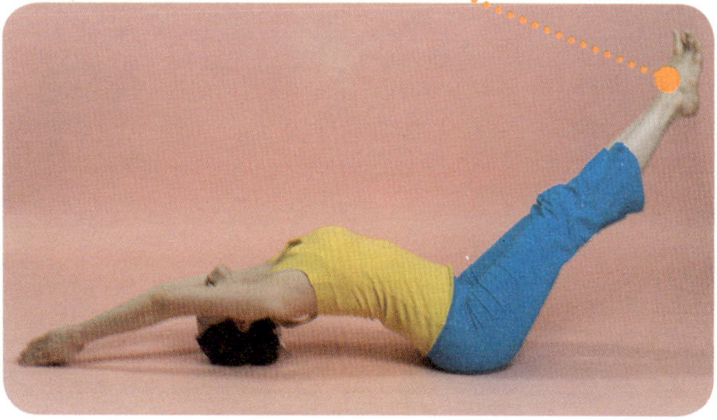

3 动作较熟练之后，可以试着移走抱枕，向上抬高胸椎，拉长脖子两侧的淋巴结，保持自然平顺的呼吸。

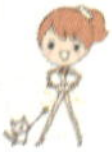

第五式 消除赘肉

蛙式

去除大腿根部挤出来的赘肉

1 首先呈四肢跪姿，然后打开两膝，膝盖与脚掌垂直，脚趾朝外。

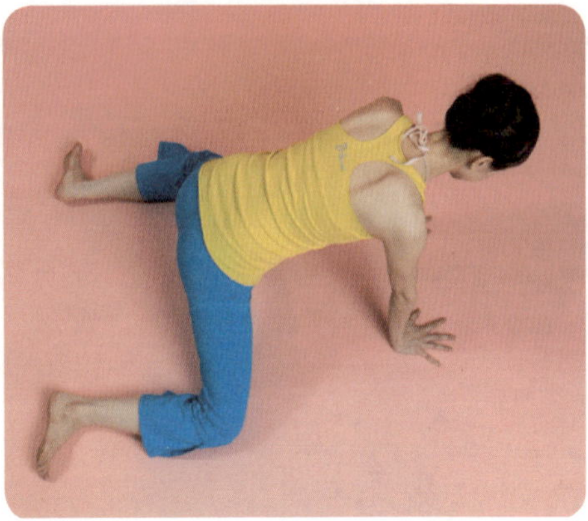

要点

双脚打开，找到最舒服的位置后停留3分钟～5分钟。

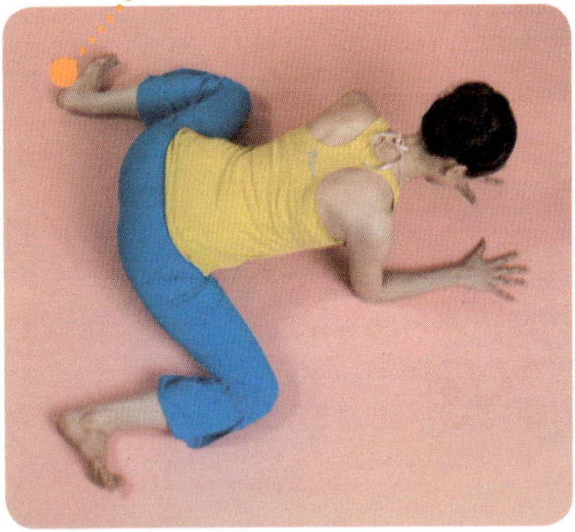

2 吸气，手肘向前贴床，双腿出力按住床，使上半身朝前放松延展。

要点

对于紧绷的髋关节及臀部肌肉，也可达到拉筋放松的目的哦！

3 你也可以在身体下方垫长形抱枕，增加舒适度。

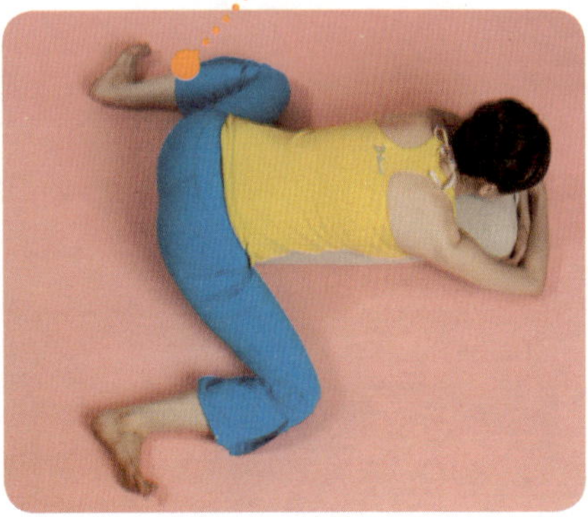

第六式 调整腿型

桥式夹砖

调整内侧无力的X型腿

要点

下巴微收，肩膀放松贴床，头不要过度上抬。

1 躺姿，膝盖弯曲，脚跟尽量靠近臀部，膝盖内侧夹瑜伽砖。

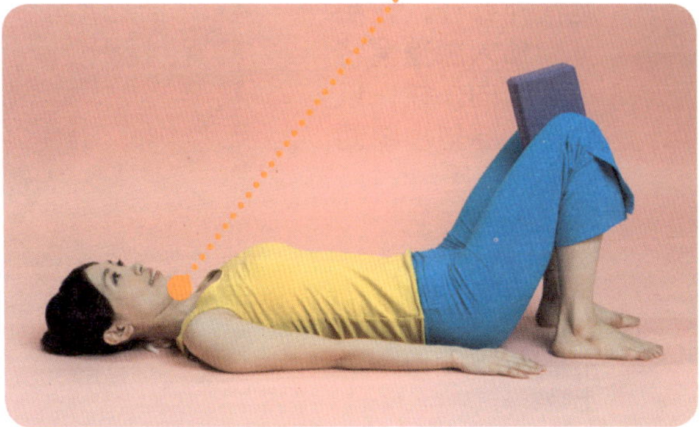

要点

X型腿是因大腿内侧无力，而使两边膝盖向内靠。夹砖的目的是要打开，使膝盖转回正前方，不向内旋，所以要感觉砖头是隔开双腿的，而不需用力夹紧（O型腿的人反而要用力夹）。

2 吸气，用腰背的力量抬高臀部，头部保持贴床，不要左右转动，膝盖轻轻夹砖就可以了，不必太过用力往内夹。

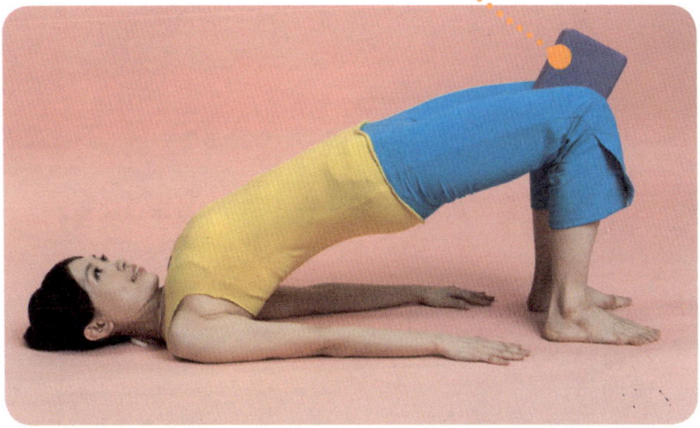

第七式 矫正O型腿

英雄式

延长大腿前侧的肌肉

1

呈跪姿后，小腿向外打开，双手分别插入膝盖窝将小腿肚向外拨，以减轻大腿与小腿间肌肉的挤压。

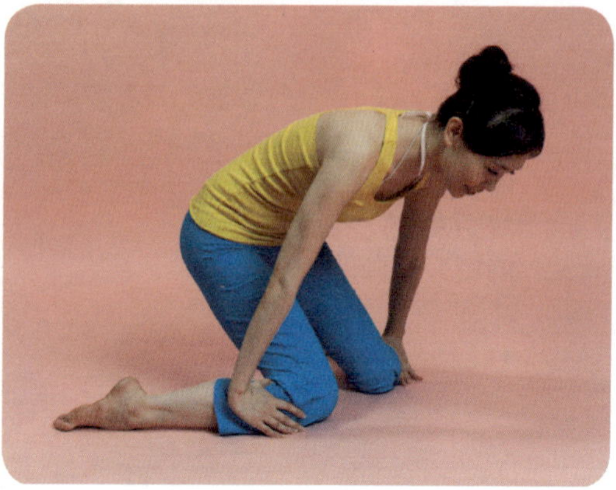

要点

坐在床上，不是坐在脚后跟上哦！

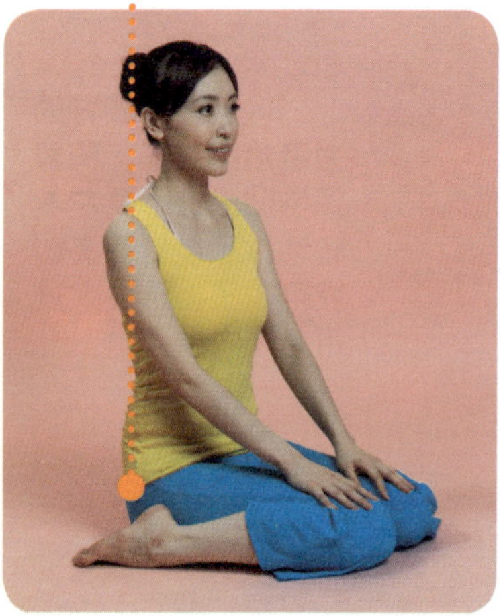

2

接着慢慢坐在床上，感觉大腿前侧延展的过程。

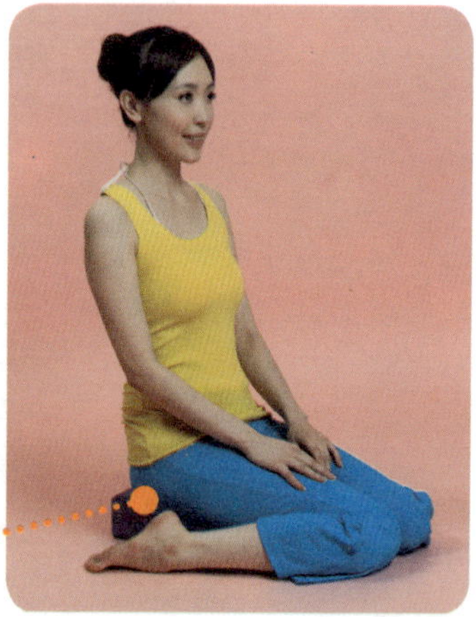

要点

大腿前侧较紧，坐不下来的人，可以在臀部下方垫毛巾或瑜伽砖。

第八式 延展肌肉

英雄拉腿

放松大腿前侧的僵硬肌肉

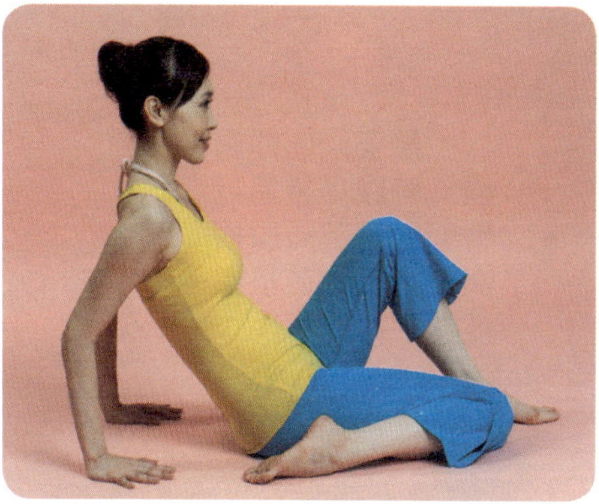

1 坐姿，右小腿向后弯曲，双手放在臀部后方，指尖朝向臀部。

2 身体慢慢向后躺下。

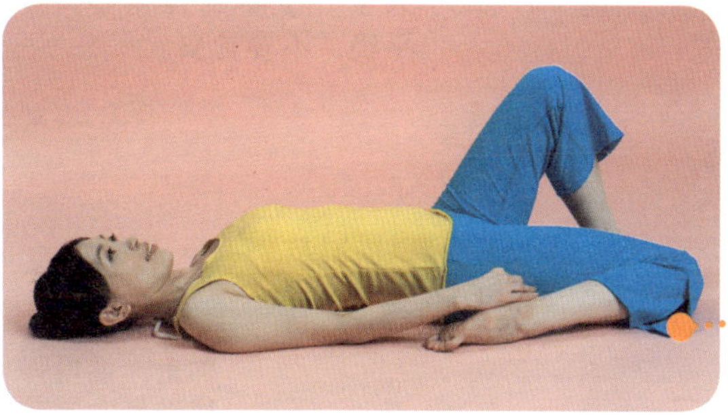

要点

不要耸肩，上半身保持自然躺姿。

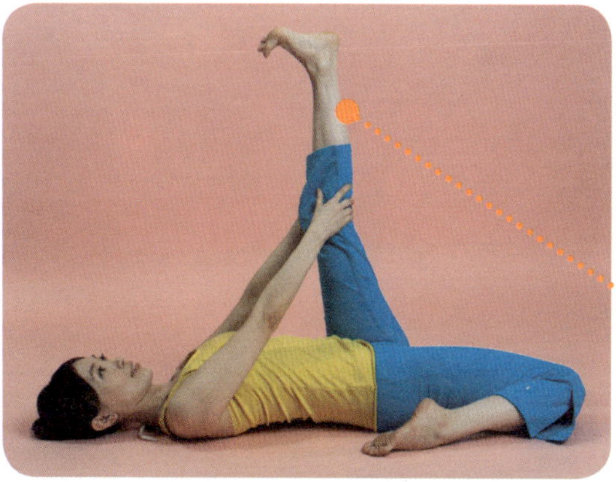

3 左腿慢慢抬起伸直，双手扶住膝盖尽量向身体靠近，停留3～5个呼吸。

要点

摸不到腿的人，可以用毛巾套住小腿来辅助完成动作。

第九式 软化放松

天空开脚

软化过度结实的“壮壮腿”

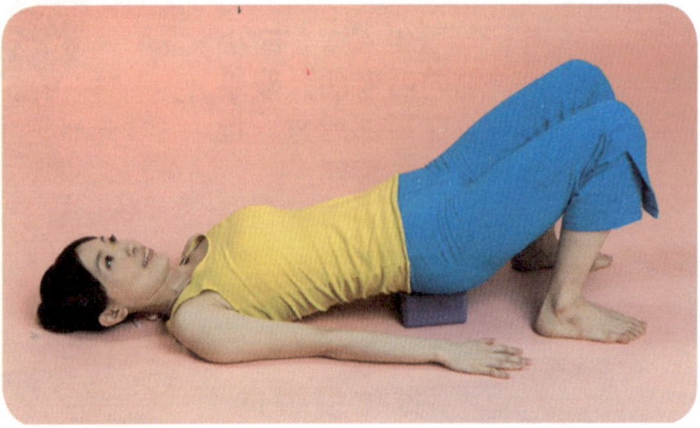

1 ▶ 躺姿，弯曲膝盖，脚跟尽量靠近臀部，臀部微微抬高，将瑜伽砖垫在骶骨下方。

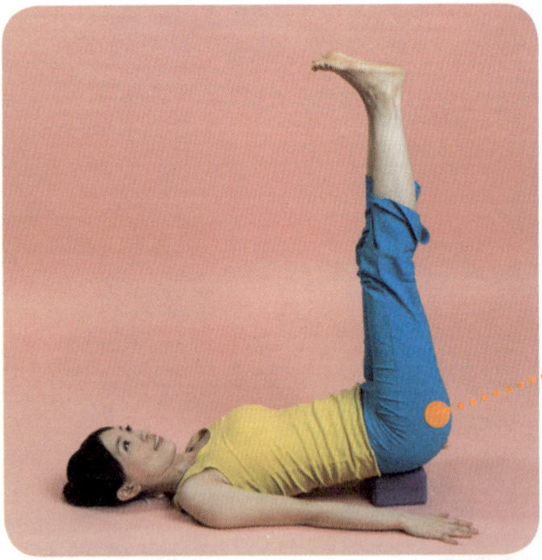

2 ◀ 双腿伸直抬向天空，上半身保持平稳，不要耸肩。

要点

可以同时放松因久坐而紧绷的臀部肌群哦！

要点

双腿尽量伸直，能增强腹部与大腿前侧的力量。

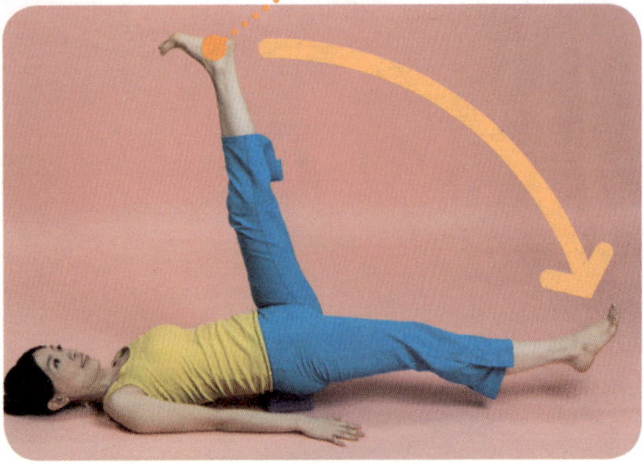

3 ▶ 吸气，右腿向下延展，不要碰到床，吐气，右腿收回指向天空，换左腿向下延展，左右来回算一趟，约做10次。